今日からできる
ミニマム禁煙医療 第❷巻
禁煙の動機づけ面接法

神奈川県内科医学会　監修
神奈川県内科医学会禁煙指導マニュアル作成委員会 委員
内科・神経科医・臨床心理士・動機づけ面接法トレーナー
加濃　正人　著

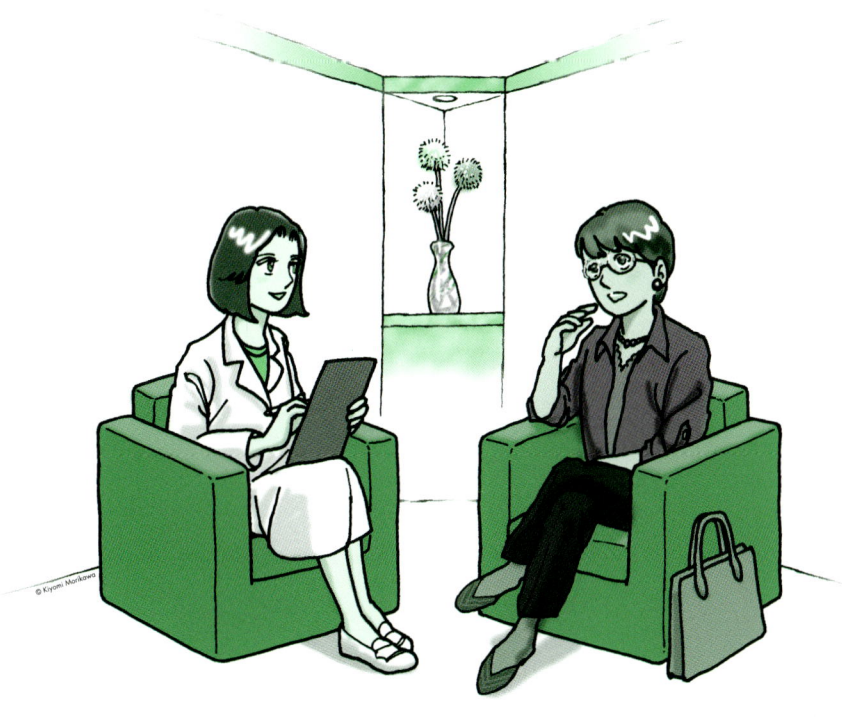

日本臨床内科医会　推薦

発行　中和印刷株式会社

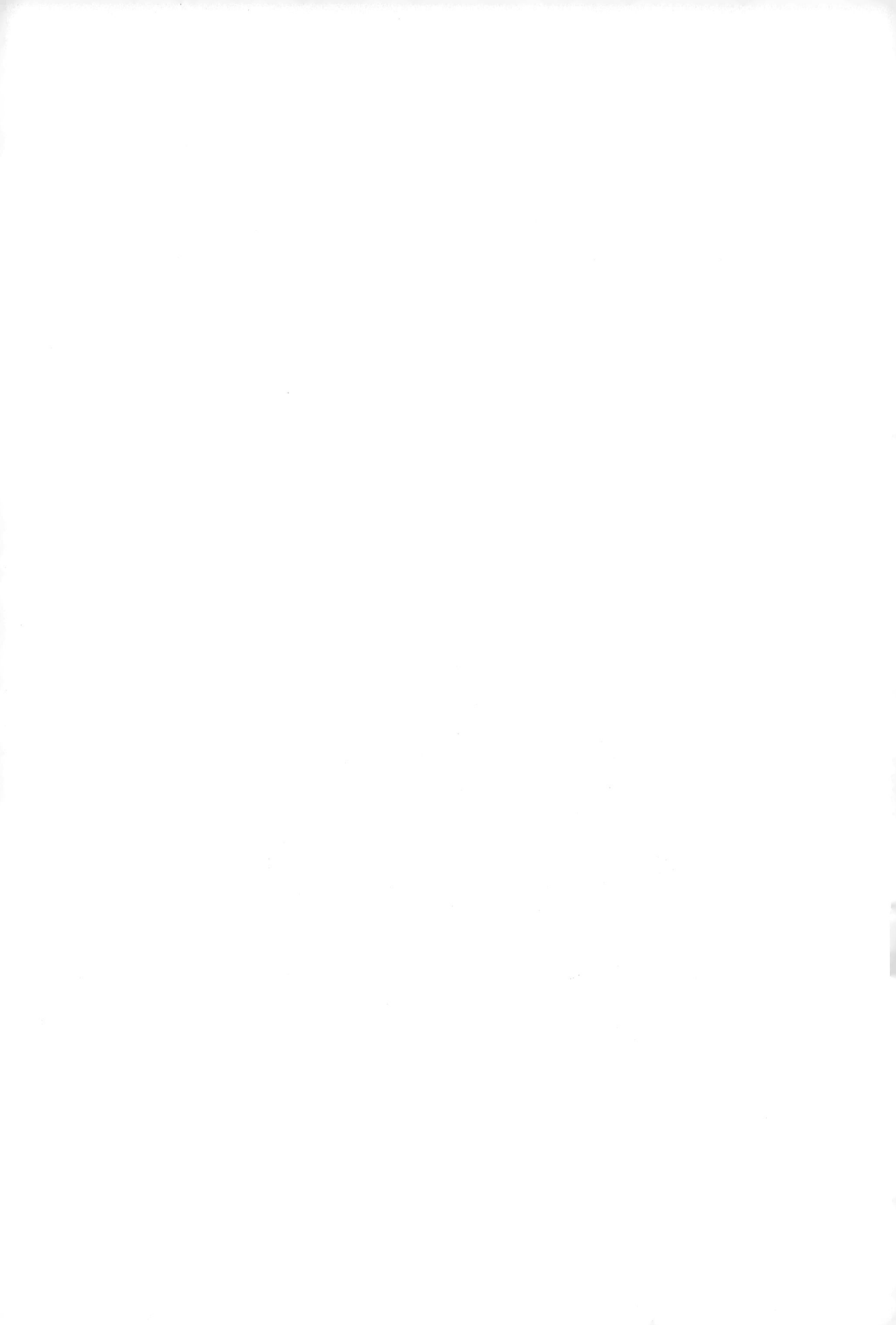

発刊にあたって

神奈川県内科医学会会長　宮川　政昭

　「21世紀における国民健康作り運動（健康日本21）」の中で、禁煙は大きな柱のひとつです。(1)未成年の喫煙防止、(2)受動喫煙の防止、(3)禁煙支援については喫緊の課題として社会全体として取り組まなければなりません。

　禁煙の歴史は、まさに戦いであったと感じています。今でもその戦いを継続しなくてはならないところに、現代社会の闇が存在します。世界各国ではタバコの害を広く国民に告知し、禁煙を勧める政策を施行することで次第に喫煙率は低下しています。しかしながら日本では、先進国であるにも拘らず喫煙率が高い状態が見受けられます。

　多くの医師は禁煙の意義を十分に認識されて、日常診療を行われていると思います。喫煙がやめられないのは単なる嗜好や習慣によるものではなく、「ニコチン依存症」という疾患ととらえ、治療しなければなりません。私たち医師がその先頭に立って行動していかなければならないことは、医療に携わるものとして当然の事でしょう。

　神奈川県内科医学会としては、禁煙治療の実践のためにさまざまな試みを行ってまいりました。そのひとつである本シリーズ「今日からできるミニマム禁煙医療」も、「禁煙外来」の開設方法に焦点を絞った「第1巻　禁煙外来を開設しよう！」に続き、「ニコチン依存症」に対する具体的治療の一翼を担う面接法を解説した「第2巻　禁煙の動機づけ面接法」を発刊することとなりました。是非どのように禁煙外来またはそれ以外の外来を患者さんとの間に展開していくかを具体的に学んでいただければ幸いです。

　多くの医師がこのシリーズを購読し、禁煙医療に積極的に参加しされることを切に願っております。

推薦のことば

日本臨床内科医会会長　猿田　亨男

　国が禁煙対策に力を入れるようになって10数年、国立がん研究センターの報告では、2012年には成人男性の喫煙率は34.1％、女性は9.0％まで減少したとされている。しかしその後はあまり減少せず、さらなる対策が求められている。現在なお喫煙を継続している方々には、禁煙しようとする意志が乏しく、彼等に禁煙してもらうには新たな対策や禁煙指導法の検討が求められている。

　神奈川県内科医学会では禁煙対策を重視し、禁煙活動を推し進めるため、禁煙指導マニュアル作成委員会を組織し、禁煙指導の書籍の発刊に力を入れてきた。2014年4月に『今日からできるミニマム禁煙医療　第1巻〜禁煙外来を開設しよう！』を発刊され、医療現場で活躍されている先生方に、禁煙保険制度、禁煙外来の開設準備方法、実際の診療手順等をわかりやすく解説された。その書籍の著者であり、実際に禁煙外来を運営されている加濃正人先生は神経科も専門とする内科医であられ、禁煙診療で最も重要なことは、患者さんと医師との面談であることを強調されている。

　今回、神奈川県内科医学会ではシリーズの第2巻として『禁煙の動機づけ面接法』を発刊された。この第2巻では、禁煙をなかなか決断あるいは実行できない方への対応がしっかりとわかりやすく解説されている。一般内科医を含めた医療従事者にとって大変勉強になる面接法と思われる。現在の医療現場では電子カルテの普及などの影響で、患者さんとの面接がおろそかになっており、本書では禁煙の動機づけ面接法ばかりでなく、アルコールを含めた各種物質依存に対しても効果的な方法されていることから、日常臨床の現場で活躍されている先生方に是非お読みいただきたいと願っている。

　なお、著者の加濃正人先生が本書の使用法として書かれている通り、本書を通読することにより、動機づけ面接法の「ミニマム」を理解することは可能であるが、動機づけ面接法を実施していくには研修会での勉強や、多くの経験を積んでいくことが必要と思われる。

はじめに

神奈川県内科医学会禁煙指導マニュアル作成委員会委員長　長谷　章

　9学会合同禁煙ガイドラインにより、すでに2005年に「喫煙はニコチン依存症と喫煙関連疾患からなる疾病」・「喫煙者は禁煙治療を必要とする患者」と定義されています。保険算定での禁煙治療が認められて、日本では多くの患者がニコチン依存症の病魔から救われてきました。しかし、先進諸国と比較するとまだまだ日本人男性の喫煙率は高く、しかも若い女性の喫煙率は上昇傾向にあります。

　医療従事者は、喫煙者の禁煙に関する意識のステージにおける無関心期・関心期にいかにアプローチしてゆくかが大切です。タバコに対する認知の歪みを解消し、タバコに対する両価性を解決するには、いくつかの技術があります。その一つが「動機づけ面接法」です。本書では、禁煙外来における動機づけ面接法を、詳細にかつわかりやすく記載してあります。動機づけ面接法の習得には地道な練習が必要なものの、本書には、実地医家や看護師、保健師などが臨床現場ですぐに実践できる内容や、どのような形で習得のための練習を進めていけばいいかという道しるべが含まれています。

　神奈川県では、日本で初となる「神奈川県公共的施設における受動喫煙防止条例」が2010年4月に施行され、成人男子の喫煙率が47都道府県中もっとも低くなりました。まさに条例効果と言えるでしょう。2020年の東京オリンピック・パラリンピックでは、神奈川県藤沢市の江の島がセーリング会場に選定され、スモークフリー環境で行う機運も盛り上がっています。

　神奈川県の医療従事者は、この動機づけ面接法を臨床現場で活用していただき、神奈川県民の喫煙率を限りなく0％に近づけて、健康先進県として日本を牽引してゆきましょう。

　喫煙者を救うためには「公共の場の徹底した禁煙化」と「積極的な禁煙支援」が車の両輪です。

本書の使用方法

著者：神奈川県内科医学会禁煙指導マニュアル作成委員会委員
加濃　正人

　本書は、ミラーとロルニックによって考案された動機づけ面接法を禁煙医療に活かすための指導書であるとともに、行動変容問題全般についての動機づけ面接法そのものの入門書としても使用できる。書かれている内容は、2～3日間の研修会（ワークショップ）で初学者が学んでいく事柄に準じており、本書を読むだけで動機づけ面接法の「ミニマム」を理解することができるはずである。

　本書の構成は、第1章で動機づけ面接法の概要紹介、第2・3・4章にて、基礎となるスピリット、原理、基本技法の解説となっている。ここまでに書かれていることが実施できれば、不十分ではあるが一定水準の面接になる。第5・6・7章で、基礎技法を応用してのチェンジトークや抵抗の扱い方が、そして第8章で面接全体を通じての戦略が解説されている。

　しかしながら、残念ながら本書を読んだだけでは動機づけ面接法を実施できるまでにはならない。動機づけ面接法は、単なる手順ではなく、楽器の演奏やスポーツのような、体で覚える技術（スキル）だからである。本書によって、動機づけ面接法をさらに勉強する価値があると評価できたら、第9章に紹介してあるワークショップ形式の研修会などに参加を検討していただきたい。参加した上で、再度本書を開いていただけば、最初とは異なる知識を得ることができるだろう。そのような意味で、本書は「ミニマム」でありながら「ミニマム」ではない。

　本シリーズは3巻構成の第2巻で、第1巻で禁煙医療の基礎的手順を学んだあとのステップとして、動機が不十分な来談者（患者）へのアプローチである動機づけ面接法を扱った。第3巻では、禁煙したい気持ちが十分強いのにも関わらず、なお禁煙が困難な来談者に対するアプローチとして認知行動療法を解説する。

今日からできる
ミニマム禁煙医療
第❷巻 禁煙の動機づけ面接法

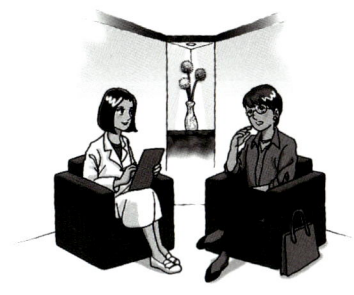

目　次

1．動機づけ面接法の定義と効果　　　（1）
（1）動機づけ面接法とは？／（2）効果

2．動機づけ面接法のスピリット　　　（10）
（1）協同／（2）受容／（3）コンパッション／（4）喚起

3．動機づけ面接法の原理　　　（23）
（1）正したい反射と自己動機づけ／（2）分化強化／（3）両価性への介入

4．基本技法〜OARS　　　（30）
（1）開かれた質問／（2）是認／（3）聞き返し／（4）要約

5．チェンジトークの識別と増幅　　　（62）
（1）チェンジトークの種類／（2）チェンジトークの分化強化／
（3）チェンジトークの増幅〜EARS

6．チェンジトークを引き出す積極的な質問法　　　（68）
（1）ソクラテスの質問法／（2）尺度化の質問／
（3）重要度に関するチェンジトークを引き出す質問／
（4）自信度に関するチェンジトークを引き出す質問／
（5）実行に関するチェンジトークを引き出す質問

7．抵抗への応答　　　（81）
（1）不協和と維持トーク／（2）不協和の原因／（3）不協和への応答／
（4）維持トークへの応答

8．動機づけ面接法の戦略　　　（108）
（1）4つの過程／（2）損益と価値観の整理／（3）会話における勢いの調節

9．動機づけ面接法の学習　　　（124）
（1）単純だが簡単ではない／（2）学習のステップ／
（3）動機づけ面接治療整合性尺度〜MITI

文献 (154)

巻末付録 (157)
　　個人的価値カード並べ替え

今日からできるミニマム禁煙医療
　　第1巻　禁煙外来を開設しよう！（2014年4月既刊）
　　　　禁煙保険治療の要件／開設の準備／実際の治療手順など

　　第3巻　禁煙の認知行動療法　（2017年発行予定）
　　　　認知行動療法／薬物依存症としての喫煙／ニコチンの心理的依存／
　　　　禁煙医療に必要なカウンセリングの基礎知識

○第1巻の予告で、「薬物依存症としての喫煙」「ニコチンの心理的依存」を第2巻収載予定としていましたが、予定頁数超過のため第3巻に持ち越しとさせていただきます。

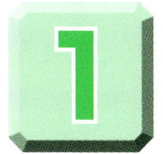 動機づけ面接法の定義と効果

（1）動機づけ面接法とは？

A. 動機づけ面接法の定義

　動機づけ面接法（Motivational Interviewing；MI）は、「行動変容への動機と決心を強化するための協同的な会話スタイル」と定義される[Miller WR et al, 2012]（p12）。アルコール問題を抱える来談者に対するランダム化比較試験において治療成績が良かった面接経過を実証的に解析することを起点として、行動療法の専門家であるミラー（Miller WR）とロルニック（Rollnick S）が体系化し発展させた。現在は依存症治療を中心として行動変容問題全般に用いられている。

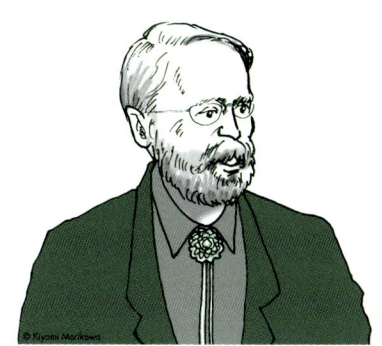

ウィリアム・R・ミラー

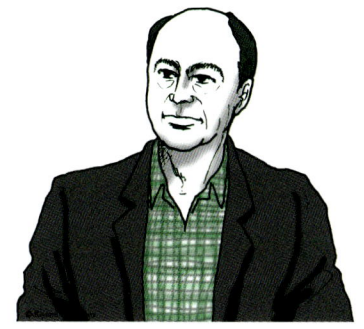

ステファン・ロルニック

　日本においては、「動機づけ面接法」以外に「動機づけ面接」または「MI」と呼ばれることも多い。本書では、特定保健指導などにおける一般的な動機づけの面接と異なる特別な「方法」であることを示すため、方法論を指

すときには原則として「動機づけ面接法」と表記し、この方法を用いて実施する面接を指すときのみ「動機づけ面接」と呼ぶ。また心筋梗塞（Myocardial Infarction；MI）と区別するため、「MI」の呼称も避ける。

　なお、本書では指導対象である患者・喫煙者等を「来談者」と記述している。これは、喫煙者を禁煙へ動機づける状況が必ずしも患者－医療者関係とは限らず、健診や人間ドック、教育現場、家庭内など多岐にわたるためである。また、面接を実施する読者諸氏を「治療者」と記述している。これは、本書の利用範囲を、禁煙医療に関わるあらゆる職種の方に広げているためである。

　動機づけ面接法は、行動変容に向け一定の方向づけをする「目標指向的要素」と、傾聴・受容および共感を旨として方向づけをしない「来談者中心療法的要素」という、一見すると相反する2要素を併せ持った面接法である。来談者に行動変容を生起させるためには目標指向的な面接が必要であるが、ただ単に説得しただけでは動機は生まれにくく、そこに、来談者中心療法的な要素を加える必要がある。逆に、来談者中心療法的な要素だけの面接でも来談者は容易に行動変容に至らず、目標指向的な要素が必要である。両者をちょうどよいバランスでミックスすることによって、行動変容は生じやすくなる。その意味で、動機づけ面接法を技法的に定義すると、来談者中心療法的要素と目標指向的要素をどのような形で統合させていくかという理論でもある。

　しかしながら動機づけ面接法は、「目標指向的要素と来談者中心療法的要素を組み合わせたらどうなるか」という論理的思索を起点として誕生したものではない。むしろ実際に効果のあった面接がどんな要素を含んでいたかを検討することを起点として生まれている。定義を含め、動機づけ面接法の理論は、それら技法を体系的に説明するための便宜的なものに過ぎない。理論構築よりも現象観察を重視するこのような思想は、きわめて行動療法的である。

B. 動機づけ面接法ではないもの

　創始者のミラーは、動機づけ面接法の特徴を紹介する論文［Miller WR et al, 2009］の中で、混同されやすいいくつかの手法と動機づけ面接法の差異を解説している。

①トリックではない

　動機づけ面接法は、来談者が必要としない行動へ誘導するトリックではない。固有の動機をまったく持たない行動に対しては、本来の効果を発揮しない。これは、必ずしも倫理的な問題ではない。動機づけ面接法は、来談者の人間的価値を無条件に尊重してそれを動機に結びつける姿勢を取る。そのため、人間の価値に特定の条件を設定して、それを満たすために何かが必要であると説得すること（例：「○○を持てばあなたらしくなれますよ」とのセールストーク）と相容れないのである。

②認知行動療法の一形式ではない

　また、動機づけ面接法は、好ましくない認知や行動の修正を図る認知行動療法の単なる一形式ではない。狭義の認知行動療法の基本的な考え方は、来談者に欠けている適応的思考を補い、対処技法を教えるというものであるが、動機づけ面接法においては、来談者が本来持っているはずの適応的思考や対処技法を引き出すことを目指す。動機づけ面接法と認知行動療法は相補的であり、併用できる。

③損益比較法や決断分析法ではない

　行動変容の利点と欠点を表に列記して概観する方法を損益比較法と呼び、さらに、利点や欠点の発生確率や重要度まで加味して図や表で比較する方法を決断分析法（Decision Analysis）［Eraker SA et al, 1985］という（ともに『第3巻　禁煙の認知行動療法』にて解説予定）。動機づけ面接法は、面接の経過の中で行動変容の利点や欠点を明確化し、損益比較法や決断分析法に類似した検討を行うことがある。しか

しながら、動機づけ面接法がこれらと決定的に異なるのは、利点と欠点を対等に比較・概観させるのではなく、原則として、1）「行動変容の利点」および「現状維持の欠点」へ選択的に注意を向けさせるとともに、2）「行動変容の欠点」および「現状維持の利点」を意識から薄れさせることで、積極的に行動変容を生起させる努力をすることである。

　ただし、行動変容が来談者の福祉にかなったものかどうかが不明な場合、あるいは行動変容の選択肢が複数ある場合には、動機づけ面接法も、例外的に損益比較法や決断分析法と類似の面接過程を経ることがある。

④多理論統合モデル（ステージモデル）ではない

　行動変容を前熟考期、熟考期、準備期、実行期、維持期のステージに区分して、そのそれぞれに適した別理論の介入を行うことを多理論統合モデル（Transtheoretical Model；TTM）と呼ぶ［プロチャスカ J 他, 2005］。

　動機づけ面接法は、必ずしもステージの識別を必要としない。前熟考期であっても、準備期であっても、介入のスタイルは基本的に同一で、動機づける行動に違いがあるだけである。たとえば、多理論統合モデルにおける前熟考期の来談者に対しては、まず「行動変容について検討する行動」を動機づければいいし、実行期の来談者に対しては、「行動変容初期に訪れる困難（例：離脱症状）を受容して禁煙を継続して生活する行動」を動機づければよい。標的とする行動は異なっても、それぞれの場合に行う動機づけ面接法の基本技法は同じである。

（2）効果

A．行動変容一般への効果

　防衛機制（心理的苦痛を回避しようとする無意識の心の働き）によってリスクから無意識に目を背けている来談者に、現状維持のリスクを警告したり、行動変容の利点もしくは具体的方法を教示したりする教育的な指導を行っても、効果は限られる。動機づけ面接法は、このような動機の低い来談者に対してとくに利用価値が高く、適用することによって、論理的説得や脅しよりも有効に行動変容への動機を引き出し維持することができる。

　動機づけ面接法は、アルコールを含め各種物質依存に効果が実証されており、米国薬物乱用精神衛生管理庁（SAMHSA）の薬物依存治療プロトコル（手順書）に取り入れられている［SAMHSA/CSAT, 1999］。その他、病的ギャンブル、ダイエット／運動、各種治療アドヒアランス維持、HIV感染リスク行動の防止などについての効果研究がある（表1−1）。

表1−1　動機づけ面接法の効果研究
動機づけ面接トレーナーネットワーク（MINT）ウェブサイトより

- アルコール／薬物／喫煙
- 病的ギャンブル
- ダイエット／運動／摂食障害
- 治療アドヒアランス（精神科領域／糖尿病など）
- HIV感染リスク行動
- 出産／育児
- 子どもや青少年の行動
- DV／家族関係
- 暴力／司法関連問題　　など

B. 禁煙への効果

禁煙への効果については、プライマリ・ケアの場におけるランダム化比較研究において、喫煙の害や禁煙の効用を教示する内容を含む簡単な指導に比べ5.2倍の1年後禁煙率が認められている（図1-1）[Soria R et al, 2006]。コクランレビューとして発表されているランダム化比較研究のメタ解析においても、従来の指導法に比べ1.26倍、うち医師の群のサブ解析では3.49倍の効果があったことが示されている [Lindson-Hawley N et al, 2015]。すなわち、動機づけ面接法は、とくに医師が身につけることによって効果的な禁煙指導が行えるようになると言える。

動機づけ面接法は、禁煙治療の導入に際して効果を発揮する。統合失調症を有する喫煙者への介入において、介入から1か月以内に禁煙治療を受ける率は、教育的指導に比べ有意に高かった（表1-2）[Steinberg ML et al, 2004]。

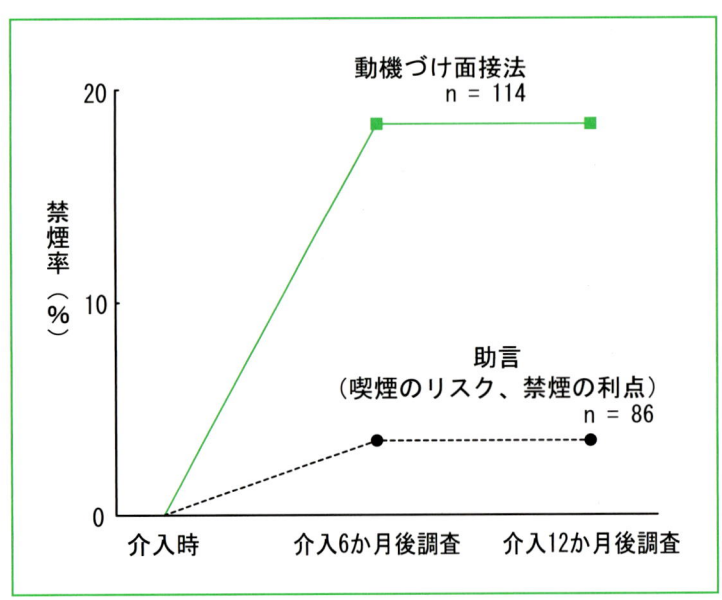

図1-1　プライマリ・ケアの禁煙指導における動機づけ面接法の効果

Soria. Br J Gen Pract 56:768-774,2006.

表1－2　統合失調症を有する喫煙者への動機づけ面接法の効果
Steinberg. J Consult Clin Psychol 72:723-728, 2004.

	最小限の助言 n=12	教育的指導 n=34	動機づけ面接法 n=32
介入1週間以内に禁煙治療の問い合わせを行った率**	0.0	0.0	25.8
介入1か月以内に禁煙治療の問い合わせを行った率*	0.0	11.4	32.3
1か月以内に禁煙治療を開始した率*	0.0	8.8	28.1

最小限の助言：禁煙の忠告、禁煙治療の紹介（5分間）
教育的指導：喫煙のリスク、禁煙の利点、禁煙の忠告、禁煙治療の紹介（40分間）
動機づけ面接法：現在の行動と将来の目標の矛盾を探索、禁煙の忠告、禁煙治療の紹介（40分間）
*p＜0.05　**p≦0.01

　動機づけ面接法は、米国精神医学会物質使用障害治療ガイドラインにおけるニコチン依存への心理社会的治療（Psychosocial Therapy）の第2選択群（中等度の臨床的信頼性をもって推奨）とされているほか［American Psychiatric Association, 2006］、米国医療研究品質局（AHRQ）臨床実践ガイドラインにおける「禁煙を希望しない喫煙者への介入戦略」に位置づけられている（エビデンスレベルB；追跡調査や症例対照調査で効果証明）［AHRQ（AHCPR），2008］。米国医療研究品質局ガイドラインでは、医療機関スタッフの少なくとも1人は動機づけ面接法のトレーニングを受けることを推奨している。

C．面接のスタイル

　前項目で紹介した米国医療研究品質局臨床実践ガイドラインでは、動機づけ面接法以外に、禁煙を希望する喫煙者への介入戦略である「5A」と、禁煙を希望しない喫煙者への介入戦略として「5つのR」が推奨されている（表1－3）。「5A」「5つのR」は単なる一連の手順なので、その通りに行えば誰でも簡便に実施することができる。
　害を警告したり禁煙の効用を教示したりする指導法が、動機づけ面接法に比べて限定的な効果しか持たないことは前述の通りである。しかしなが

ら、動機づけ面接法は面接のスタイルであるがゆえに、「5A」「5つのR」の手順を動機づけ面接法のスタイルで行うこともできる。たとえば、来談者が有する特定の疾患と喫煙との関連を認識させようとするときに、単純に情報を提供するのではなく、動機づけ面接法を用いて来談者自らが関連について情報を欲するように面接を進めることが可能である。

　動機づけ面接法は、原則として手順ではなく面接のスタイルなので、数分であっても数分なりの効果があり、数十分であれば数十分なりの効果が得られる。これはちょうど、優れたピアニストの演奏が、たとえ数分であっても感動を与えることができるのに例えられる［Miller WR et al, 2009］。一般的な指導面接と比べとくに時間がかかるということはなく、忙しい一般診療や健診等においても実施可能である。むしろ動機づけ面接法と同等の効果を一般的な面接で生み出そうとすれば、途方もない労力と時間を要するだろう。

表1-3　禁煙指導の「5A」と「5つのR」

米国医療研究品質局（AHRQ）臨床実践ガイドラインより

禁煙を希望する喫煙者への介入戦略「5A」
ステップ1．尋ねる（Ask）：喫煙者を系統的に把握する ステップ2．助言する（Advise）：すべての喫煙者にはっきりと禁煙を促す ステップ3．評価する（Assess）：禁煙を積極的に考えている喫煙者を識別する ステップ4．支援する（Assist）：禁煙しようとする患者をサポートする ステップ5．調整する（Arrange）：フォローアップの診療予定を立てる
禁煙を希望しない喫煙者への介入戦略「5つのR」
1．関連性（Relevance）：患者個別的な問題と結びつける（疾患、家族、ライフイベントなど） 2．疾患リスク（Risks）：疾患リスクをはっきり示す（種類、深刻さ、予後など） 3．報酬（Rewards）：禁煙のメリットに気づかせる（健康、お金、時間、運動能力など） 4．障害（Roadblocks）：禁煙への障害を評価させ、解決法を助言する 5．反復（Repetition）：介入を反復する

D. 他の治療法との関係

　動機づけ面接法は「万能薬」ではない。両価性（相反する感情や欲求が拮抗する状態）の問題には有効であるが、両価性の問題が解決していてそれ以外の問題（例：知識の欠如、身体症状、問題解決スキルの不足）が行動変容を阻んでいる場合には、他の方法（例：情報提供、薬物療法、認知行動療法）との併用が必要になるだろう［Miller WR et al, 2009］。

　もちろん、来談者が望ましい他の方法の実施に躊躇する場合には、両価性の問題が存在するので、動機づけ面接法の利用価値がある。たとえば禁煙では、禁煙達成に有効なことが推察される具体的な方法（例：喫煙具を捨てる、禁煙宣言、禁煙外来受診、禁煙補助薬、認知行動療法）がすでに提示されていても、来談者がこれらの実行を躊躇する場合、動機づけ面接法を用いて動機を高めることができる。禁煙治療の場面でとくに有効なのは、

・一般外来や健診の場から禁煙治療へ誘導する場合
・軽微な副作用によって禁煙補助薬を中断したがる来談者の服薬を継続させる場合
・節煙が禁煙の第一歩という誤解の元に、本数を減らす努力を始めてしまった来談者に、断煙を促す場合

などである。

　動機づけ面接法と各種禁煙治療方法の関係は、全身麻酔術と外科手術の関係に例えると分かりやすい。麻酔のみで病気を治すことはできないが、きちんと麻酔が導入できるかどうかは手術の可否を決するだろう。

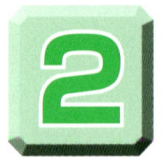 動機づけ面接法のスピリット

　動機づけ面接法では、基本技法としてOARS（第4章で解説）と呼ばれる来談者中心療法的な面接技法が用いられる。来談者中心療法以外にも、精神分析、認知行動療法等で従来から用いられていた概念や技法を援用することもある。しかし、これらを単に寄せ集めて使っても、一貫性のある動機づけ面接法にはならない。動機づけ面接法にはスピリット（Spirit）としてまとめられる治療者のあり方が提唱されていて、このスピリットを意識しつつ各種技法を組み立てていくことによって、はじめて効果を発揮する。

　ただし一方で、スピリットを動機づけ面接法の「教義」だと考えるのは誤りである。スピリットは、動機づけ面接を効果的に学習し実施するとともに、他者に説明するための便宜的概念であるから、技法の発展や効果研究によって変更される可能性がある。

　動機づけ面接法のスピリットには、（1）協同（Partnership）、（2）受容（Acceptance）、（3）コンパッション（Compassion）、（4）喚起（Evocation）の4つが謳われている（表2-1）。4つの頭文字を取ってPACE（歩調）と呼び表すこともある。以下に、これら各個の意味を詳述していくが、協同と受容はどちらかというと来談者中心療法的要素を表現しており、コンパッションと喚起は目標指向的要素を表している。

　なお、動機づけ面接法におけるスピリットは他書では「精神」「態度」などと訳されている場合もあるが、どちらの日本語もやや異なるニュアンスを付け加えてしまうので、本書では「スピリット」のままとする。

表2-1　動機づけ面接法のスピリット（PACE）

協同 (Partnership)	来談者と協力して問題解決にあたる	来談者中心療法的要素
受容 (Acceptance)	たとえ好ましくない考えや行動であっても、来談者が治療関係の中で表明することを許可する ・絶対的価値（Absolute Worth） ・正確な共感（Accurate Empathy） ・自律性の支援（Autonomy Support） ・是認（Affirmation）	
コンパッション (Compassion)	来談者の福祉向上を第一優先とする	目標指向的要素
喚起 (Evocation)	来談者の本来持っている内的な動機を引き出す	

（1）協同

　協同（Partnership）は、来談者を打ち負かそうとする対決姿勢や、面接の主導権を争う競争関係ではなく、協同作業のパートナーとして治療者が来談者に接することを指す。協同する上で役立つ考え方は、治療者が行動変容問題の専門家であるのに対して、来談者はいわば自分の人生に詳しい専門家であって、この「2人の専門家」が協力することによって来談者の行動変容問題が解決されうる、というものである。「2人の専門家」は基本的に対等な関係にある。治療者が権威的に来談者を教え導く関係は協同ではないし、逆に、治療者が来談者の表面的な要求を満たすことに終始する関係も協同ではない。

　動機づけ面接法では、レスリングで相手をねじ伏せるような議論や対決を主体とする面接スタイルを取らない。むしろ、ダンスを踊りながら相手と呼吸を合わせリードするような面接である。治療者に対して攻撃的な言動を取ったり、のらりくらりと問題の先送りをしたりする来談者にも、いっさい批判的な応答をしない。主題がそれないように適切に面接の方向を調整しながら、来談者の言動を丁寧に追いかけて受容し、来談者自らが行動変容に向かうようリードするのである。

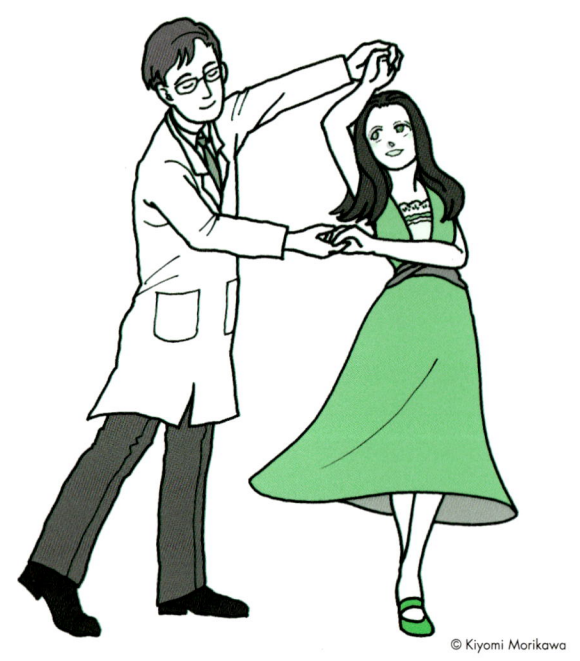

表2-2 面接における「12の落とし穴」
ミラー＆ロルニック『動機づけ面接法 基礎・実践編』2007（星和書店）p95を改変

1	指示（Directing）、命令（Ordering）
2	警告（Warning）、脅迫（Threatening）
3	[時期尚早または無許可の] 忠告（Advice）、提案（Suggestion）、解決法の提供（Providing Solution）
4	論理的説得（Persuading with Logic）、教示（Lecturing）、議論（Arguing）
5	徳化（Moralizing）、説教（Preaching）、義務の教示（Telling Clients Their Duty）
6	判定（Judging）、不同意（Disagreeing）、批判（Criticizing）、非難（Blaming）
7	[やみくもな] 同意（Agreeing）、承認（Approving）、称賛（Praising）
8	レッテル貼り（Labeling）、侮辱（Shaming）、嘲笑（Ridiculing）
9	解釈（Interpreting）、分析（Analyzing）
10	保証（Reassuring）、同情（Sympathizing）、慰め（Consoling）
11	尋問（Questioning）、探り（Probing）
12	興味を示さない（Withdrawing）、注意散漫（Distracting）、冗談（Humoring）、話題変更（Changing the Subject）

逆に、動機づけの障害となる協同的でない面接の要素は、「12の落とし穴」としてまとめられている（表2-2）。これらを主体とした禁煙指導の面接例を表2-3に示す。治療者は、来談者に指示、命令、警告、脅迫、時期尚早な提案を続け、来談者の行動や発言に不同意や非難を表明している。このような面接の特徴は、来談者の話している時間よりも治療者の話している時間が相対的に長く、治療者の介入が禁煙動機に結びついていないことである。

　禁煙指導者を対象とした研究によれば、権威的面接は相手の行動変容問題についての重要度や自信度を変化させないか、あるいは、かえって低下させる（図2-1）［加濃正人 他, 2010］。この研究では、禁煙指導者向けの研修会において2人1組の面接体験として、参加者自身の行動変容問題（片付け、運動など）を組んだ相手に相談する演習を行った。治療者役には権威的面接（命令、警告、無許可の助言が主体）および動機づけ面接的面接（変わりたい理由や方法を聞き出すのが主体）を簡単なマニュアルに沿って順番に実施させ、来談者役の行動変容に関する重要度、自信度を、面接前と両面接後に評価した。

(2) 受容

　受容（Acceptance）は、来談者中心療法における治療者の基本姿勢のひとつで、来談者が治療関係の中で好ましくない考えや行動を表明したとしても、その「表明」を許容する態度を指す。面接中、来談者が行動変容の必要性を否定する意見を表明したとしても、その意味内容を否定も肯定もすることなく、中立の立場で面接を進める。受容の結果として逆説的に、行動変容の足がかりとなる来談者の自己開示が促進される。来談者を受容することは、来談者の言動に同意（Agreement）したり、好ましくない行動そのものを許容（Permission）したりすることとはまったく異なる。

　動機づけ面接法において、受容は「A. 絶対的価値（Absolute Worth）」「B. 正確な共感（Accurate Empathy）」「C. 自律性の支援（Autonomy Support）」「D. 是認（Affirmation）」の4要素からなる。

表2−3　動機づけ面接法でない説得

来＝来談者　治＝治療者	落とし穴
治1：えー!?　糖尿病があるのにタバコを吸っているんですか？	非難
来1：ええ、まあ。	
治2：それは当然やめるべきでしょう。はっきりしています。	義務の教示
来2：でも、1ミリを1日5〜6本ですよ。	
治3：害は変わりません。軽いタバコは、フィルターのところに空気孔が空いていて、表示されているニコチンとタールの量になるんですけど、実際に吸うときには吸い方で補ってしまうので、意味が無いんですよ。それに周りの人だって傷つけているんですよ。	警告　非難
来3：でも、タバコがないと落ち着かなくて。お酒が飲めないから、タバコくらい吸えないと、ストレス解消できません。	
治4：タバコにストレスを解消する効果なんてありません。私も禁煙したから分かるんですが、禁煙したらむしろイライラは減りますよ。どうです？　ちょっとやってみませんか？	不同意　保証 時期尚早な提案
来4：でも、今はまだその時期ではないと思うんです。	
治5：しかし、今すぐ始めないときっと後悔しますよ。	警告
来5：そんなおおげさな。	
治6：おおげさなものですか。毎年タバコで何人死んでいると思っているんですか。	不同意　脅迫
来6：死んだら死んだときのものだと思いますけど。	
治7：そんなこと言ってはいけません。奥さんもお子さんも悲しむでしょ。あなたなら絶対大丈夫ですから、今度来るときまでに、必ず禁煙してきてくださいね。	命令　説教 保証　指示
来7：はぁ‥（もう、今度聞かれても禁煙したと言っておこう。それでもしつこく言ってくるなら、別の医者にしよう）	

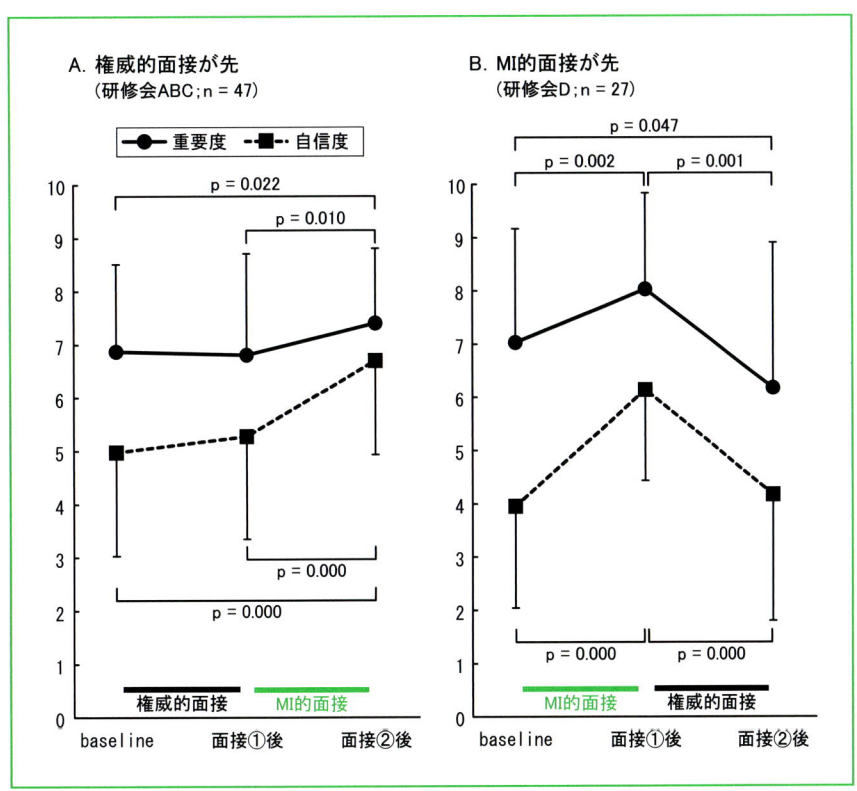

図2−1　権威的面接と動機づけ面接法的面接による重要度、自信度の変化
加濃. 禁煙会誌 5:79-89,2010.
誤差線：SD　　p：Wilcoxon符号付順位検定による

A. 絶対的価値

　絶対的価値（Absolute Worth）とは、来談者の持つ生来的な人間的価値と潜在能力を尊重することである。人は、誰かから評価されたり愛されたり、または何らかの成果を上げたり、誰かの役に立ったりすることによって存在価値を持つのではなく、生きて存在していることだけで生来的な価値を持つ。治療者がその価値に注目することによって、来談者にも自分自身の健康や人生の価値を尊重する態度が形成され、望ましい方向に行動を変える潜在能力が引き出される。

　たとえば、来談者に対して「喫煙しているうちはあなたはダメだ」あるいは「禁煙すれば私はあなたを評価する」というニュアンスのメッセージを送ることは、治療者が来談者の人間的価値について批判的な判定を行っ

たり、条件付きで肯定したりすることに該当する。このような態度で来談者に接すると、来談者は自分自身の健康や人生に対して安定した価値を感じることができなくなり、禁煙する可能性が減少する。逆に「喫煙しているか否かにかかわらず、あなたの存在は価値あるものだ」というメッセージを送るならば、結果として禁煙する可能性が高まる。

ちなみに、ここで扱っている「価値（Worth）」は、「その人にとって大事かどうか」を意味する「価値（Value）」とは異なることに注意されたい。動機づけ面接法では、その人が持っている価値観（Sense of Value）の明確化を行動変容のための戦略に組み込むが、もし必要があれば、価値観そのものを変えることを目標とする可能性もある。動機づけ面接法のスピリットとしての絶対的価値は、来談者が大事にしている価値を絶対的なものと見なす態度ではなく、来談者が存在している価値を絶対的なものと見なす態度であることに注意されたい。

B. 正確な共感

正確な共感（Accurate Empathy）とは、来談者の状況、思考、感情等を正確かつ客観的に理解することである。来談者中心療法において共感は、「来談者の内的世界を、あたかも治療者自身の感覚であるかのように感じ、なおかつ『あたかも（as if）』という品質を失わない」と表現されている［佐治守夫 他, 1983］。そのように書くととても難しいことのように聞こえるが、医療従事者であればある程度は日常診療の中で実践していることでもある。たとえば、喘息発作に襲われている患者が起坐位を取っていれば、臥位になると呼吸困難が増悪するのだろうという状況や、早く呼吸困難感を軽減させたいと思っているだろう思考や、さらなる悪化に対する恐怖の感情などは容易に想定できる。かといって、治療者は患者と同じ苦痛を感じているわけではない。

具体的な共感の手順とは、それまでに得られた情報から来談者の状況、思考、感情などについて仮説を立案し、それらが正しいかどうかを検証することである。たとえば、なかなか禁煙しようとしない来談者がいたとする。治療者からすれば、その思考は本来とうてい理解不能であるかもしれ

ない。しかし、治療者が来談者の枠組みで物事を思考し、離脱症状の苦痛や、一時的であれ仕事の能率や対人関係に支障が出ることへの不安や、自らの健康に対する過信などを仮定し、質問や聞き返しによって検証していくことによって、治療者は来談者の状況や思考、感情等を理解できるようになっていく。

　治療者自身が喫煙を始めて「禁煙する気にならない」という心境に至るのは共感と言わないし、むしろそのような状況や心境になることは治療に有害である。

C. 自律性の支援

　自律性の支援（Autonomy Support）とは、来談者の変わる力に期待する態度のことである。「人は生来的に望ましい方向に変わっていく傾向と能力がある」という性善説に基づいている。植物は、適切な土、水、日光が与えられれば日光に向かって生長していくことにも例えることができる。人が生物である以上、根源的な欲求は生きることである。喫煙のような不健康な行動を取っている来談者であっても、健康に生きたいという欲求が大なり小なり存在するので、それを適切に高めていくことで、不健康な行動からの脱却ができる。

　治療者は、「来談者を変えてやろう」という意図をあらわにするのではなく、変わってもらいたいからこそ来談者の選択権を尊重する。たとえ来談者が「変化しない」と表明したとしてもそれを受容して、辛抱強く変化への働きかけを続ける。

　自律性の支援は、来談者の現状維持を手放しで許容することではない。喫煙している来談者の自律性を支援する場合、あくまでも目標行動は禁煙で、そのための治療者の有効な態度として、治療者の選択権を保証しつつ来談者が自ら禁煙を選択するよう全力で介入することを指す。禁煙か喫煙継続かの選択に無関心な態度は、ここでいう自律性の支援ではない。

D. 是認

　是認（Affirmation）とは、来談者の強みや努力を見つけていく態度のことである。医療面接ではとかく来談者の問題点（悪い点）をアセスメントして、その改変を目指しがちだが、このようなアプローチは動機強化には不利である。動機づけ面接法では、来談者の望ましい（行動変容に向かう）点を積極的に探し、行動変容の足がかりとする。このような面接スタイルは、花（来談者態度の望ましい点）に集まるミツバチ（またはチョウ）に例えられ、汚物（来談者態度の望ましくない点）に集まるハエに対比される。

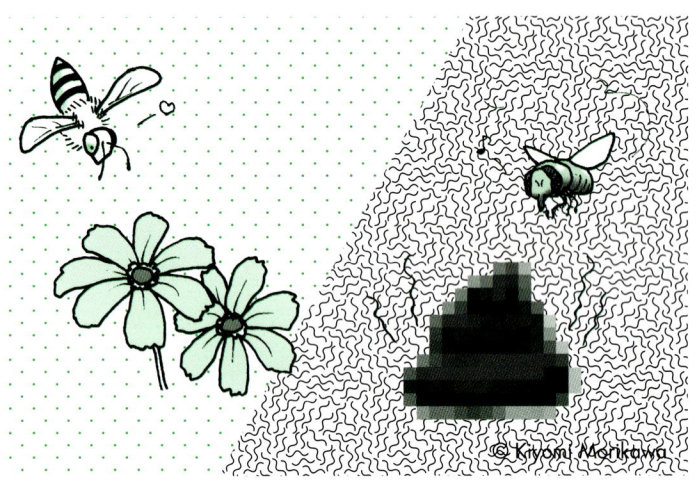

（3）コンパッション

　コンパッション（Compassion）は、来談者の利益を優先させ、来談者の福祉を積極的に向上させる態度と定義される。日本語に適切な訳語がなく、「思いやり」「慈悲」と訳されることもあるが、いずれもスピリットとしてのコンパッションの意味を誤解させる危険があるため、本書ではそのままコンパッションと表記する。

A. 来談者の利益を優先

　動機づけ面接法のコンパッションは、まず来談者の利益を優先する態度として説明される。セールスマンの販売活動、入試や入社の面接試験のように、実施者が自らの利益や関心のために行うような面接は、たとえ本章で紹介する技法の一部を用いたとしても動機づけ面接法とは異なるものである。

　このことは、倫理的な配慮というよりも、来談者の利益を優先する態度で面接を実施することによって、行動変容が実現できるという実利的な特徴を示している。つまり、動機づけ面接法においては、来談者が自らにとって何が真の利益であるかを明確化することによって動機を発生させる戦略を取るため、来談者の表層的な利益を追求する面接では、話し合うテーマが迷走してしまう可能性が高い。

　セールスや面接試験は、社会の中で許容されているもので、そこに動機づけ面接法の技法を使うことは、必ずしも制限されるものではないことに留意されたい。そもそも、動機づけ面接法に含まれる個々の技法のいくつかは、来談者中心療法などからの輸入品であるから、個々の技法について、動機づけ面接法の立場から使用制限するのはおかしな話である。ただ、それら技法を用いてセールスや入試面接をしても、動機づけ面接法と呼ぶことができないという話である。

B. 来談者の福祉を積極的に向上させる

　動機づけ面接法のコンパッションは、来談者の福祉を積極的に向上させる態度でもある。ここでいう福祉（Welfare）は、医療領域で一般的に使われる社会的援助の意味ではなく、さまざまな要因によってもたらされる個人の身体、精神、社会的健康や幸福、豊かさなどを表す。福祉には、本人が自覚することで発生する主観的な要素もあるが、健康状態や生活の安定など、客観的に評価される要素もある。

　英語のCompassionには、辞書を見ると「思いやり」「哀れみ」「同情」などの訳語があるが、それらのどれも「来談者の福祉を積極的に向上さ

る」という態度とは異なる。たとえば、嫌がる幼い子どもに予防接種を受けさせようと説得する（あるいは押さえつける）親の態度は、子どもの将来の福祉を積極的に向上させようとするものである。もしその親が過剰な「思いやり」「哀れみ」「同情」を抱いていたら、予防接種をやめさせて、子どもの福祉を低下させてしまうかもしれない。

　動機づけ面接法の定義における2つの要素（目標指向的要素と来談者中心療法的要素）のうち、来談者の目標を定義づけるという意味で、コンパッションは目標指向的要素を明瞭に具現化していると言える。来談者の望みと福祉が食い違っているときには、来談者が望み通りにするのを肯定する態度を、動機づけ面接法ではコンパッションとは呼ばない。来談者が表明する望み（例：「死にたい」「喫煙し続けたい」）が福祉に相反するような場合には、望みを変えさせることにより福祉を維持向上させることが、動機づけ面接法におけるコンパッションである。

　さてここで、難しい問題が2つ発生する。1つは、来談者の福祉を、誰がどのように評価するのかという基準の問題、もう1つは「来談者の福祉」と「公共の福祉」の齟齬である。

①来談者福祉の評価

　来談者に特定の行動を動機づけることが適切かどうかを考える上で、ひとつの基準になることがらは、その行動が来談者の心身の健康や安全、もしくは生命に悪影響を与えるか否かだろう。治療者は、自らの臨床的介入が、来談者の健康や安全を増大させるか、少なくとも低下させないものであるよう務めるべきである。

　また、動機づける行動や治療は、有益であることが検証されているか、少なくとも専門家の間でコンセンサスの取れたものであることが望ましい。来談者は、その場その時点で受けられるもっとも適切な治療法を選択するチャンスを得られるべきである。たとえば、禁煙しようとする来談者が、効果や安全性のある程度検証された禁煙補助薬を使用するか、それとも街で売っている電子タバコを禁煙グッズとして使用するかを迷っているようなら、前者の使用を動機づけることが来談者福祉にかなうはずである。

自殺、喫煙やその他の嗜癖行動、性犯罪などならば、行動を思いとどまらせることが来談者の福祉にかなうことだと判断できる。しかし、起業のために職場を退職する、結婚または離婚するなど、その行動が来談者の福祉向上に役立つか否かが判別困難な場合もある。禁煙治療であっても、治療を開始する日時や使用する禁煙補助薬の選択などは、はじめから最適解が判明しているとは限らない。

　このようなときには、現時点で予想可能な要素を概観させた上で、行動を来談者の望みに委ねるしかないだろう。もちろん、行動を選択することに迷いが大きく、問題の先送りが来談者の福祉を低下させる可能性があるときには、「何らかの行動を選択する行動」を動機づけることが福祉にかなう。

②「来談者の福祉」と「公共の福祉」の齟齬

　面接のテーマとして設定される来談者の行動において、来談者の福祉が向上するときに、公共の福祉も向上するか、少なくとも低下しないようであれば、単純に来談者の福祉が向上するよう面接を実施すればよい。しかし時として、来談者の福祉の低下につながる行動が公共の福祉を向上させる場合もある。たとえば、食品偽装をして危険な食品を販売している食品会社があったとして、従業員である来談者が内部告発をすることは、公共の福祉を向上させる可能性があるが、同時に自身の福祉を低下させる可能性もある。

　このような齟齬のある場合の一律のルールを設定することは難しい。ケース・バイ・ケースで、第3者の安全が脅かされる可能性や重大性を評価した上で、治療者の判断によって目標を調整していく必要があるだろう。

（4）喚起

　喚起（Evocation）は、治療者が知識を教え込むのではなく、来談者に本来備わっている価値観や洞察力を引き出すことを指す。治療者が医学知識を教示して来談者の禁煙動機を高めようとしても（外的な動機づけ）、来談者は治療者に議論を挑んだり、実感のないまま表面的に同意したりして、動機はなかなか高まらず、維持できない。

　その代わりに、現在の行動（喫煙）と来談者本来の生物学的欲求（生きたい）との間に存在する矛盾を明確化したり、すでに来談者が持っているさまざまな知識を整理して概観させたりすれば（内的な動機づけ）、自ら気づかせる形で来談者の動機を高め、持続させることができる。動機を外から付加しようとするのではなく、来談者の中から引き出そうとするこの考え方は、井戸から水をくみ出すことに例えられる。

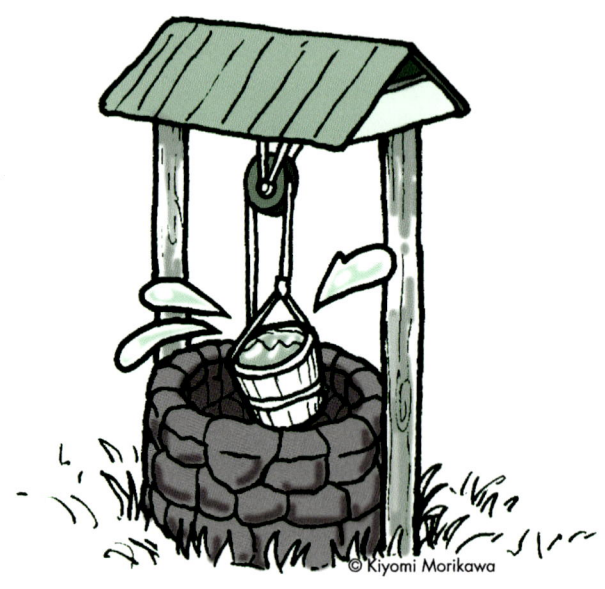

# 動機づけ面接法の原理

（1）正したい反射と自己動機づけ

A. 正したい反射

　人は会話において、自分の名前の読み間違えなど、相手が気づかずに間違ったことを言うと、反射的に正したくなる。誰もが多かれ少なかれ持っているこの性質を、動機づけ面接法では「正したい反射（Righting Reflex）」と呼ぶ。

　来談者が、喫煙と禁煙など、相反する欲求を併せ持つ両価的な話題について矛盾を含む発言をしたときに、治療者がその矛盾を矛盾として指摘せず、矛盾を含んだ表現のまま（あるいは矛盾がより明確化されるような表現にして）来談者に返すと、来談者は自らの言動に含まれる矛盾を訂正したくなる。

　たとえば、喫煙していることの言い訳として「吸わない日もあるから大丈夫」と言う来談者に、あいまいな表現である「大丈夫」の意味を明確化して、「吸わない日があれば影響を避けられる‥」と返すと、来談者は意味内容の矛盾に違和感を抱いて、反射的に「いや、吸わない日があっても多少は影響がある」と訂正を行うかもしれない。来談者の正したい反射を利用して、来談者自らが自分の矛盾を意識できるように援助するわけである。

B. 自己動機づけ

　人は、変わることを意識する自分の発言によって変化へ動機づけられる（自己動機づけ；Self-Motivating）。この現象は、人が自分の立ち居振る舞

いを見ることによって自分の気持ちを認識すると考える自己知覚理論［Bem DJ, 1967］や、言動や行動など認知的要素の間の不協和が要素を変容させる動機につながるとする認知的不協和理論［Festinger L et al, 1959］によって説明される。言動は、認識の結果であると同時に、認識を変化させる原動力にもなる。

　治療者によって返された矛盾を含む自らの発言を、来談者が正したい反射によって矛盾を解消するように修正すると、来談者はその修正した自らの発言から自己動機づけが起こって、実際に矛盾を解消できる行動への動機が生まれる。

　「A．正したい反射」の項目で述べた「吸わない日があっても多少は影響がある」という来談者発言は、喫煙の影響を認識する方向の発言である。来談者はみずからこの発言をすることによって、禁煙の必要性をより強く認識するようになり、行動変容に近づく。

C. 治療者の正したい反射

　正したい反射は治療者にも起こる。医療職にある者はもともと「正したい」性格傾向が強いかもしれず、場合によってはこの性格が自分の職業に引きつけた可能性もある。

　来談者が矛盾を含んだ言動を行った場合、治療者はその矛盾を正したい衝動にかられるが、それをしてしまうと来談者は防衛的になり、自らの矛盾を正当化しようとする行動に結びつきやすい。すなわち、治療者が来談者の言動の誤りを正して論理的に行動変容の説得を行おうとすれば、来談者はその説得に反論して「変わらなくてよい理由」や「変われない理由」を述べ立てる。これら言い訳の言動は、自己動機づけの原理によって来談者自身を変化から遠ざける方向に働く。治療者の論理的説得によって来談者の動機が形成されなかったり、場合によっては説得とは逆の方向に動機づけられてしまったりするこの現象は、心理的抵抗（Psychological Reactance）と呼ばれる。

　したがって、動機づけ面接法を実践する場合には、スピリットとしての受容の一環として、まず無意識に起こる自分の反射を制御できるように訓

練する必要がある。これはちょうどボクシングの選手が、飛んでくるパンチに対して目を開いたままよける訓練を積むことに共通している。治療者の正したい反射の制御は、言い換えると、動機づけ面接法のスピリットの一つである受容の実践でもある。

（2）分化強化

A. 強化と分化強化

　行動変容に無関心のように見える来談者であっても、100％現状維持を希望しているわけではなく、行動変容に向かう動機と現状に留まる動機の両方が併存している状態である。このため、治療者が開かれた質問（「はい」「いいえ」で答えられないような質問）を使って行動変容問題について尋ねると、チェンジトーク（行動変容に指向する発言）と維持トーク（現状維持に指向する発言）が引き出される。このうちチェンジトークを選択的に強化（Reinforcement）し、増加させていくことによって、行動変容への自己動機づけを行うことができる。

　強化とは、消去（Extinction）とともに、条件づけの原理を説明する行動主義心理学の用語である。人や動物が何らかの自発的行動を起こしたときに、随伴して快感や注目など好子（Positive Reinforcer；正の強化子ともいう）が提示されると、その自発的行動は強化されて増加する。逆に、強化された行動が、強化子の提示中止によって元の頻度に減少または消失することを消去と呼ぶ。

　条件づけの原理は、米国の心理学者スキナー（Skinner BF）が、ランプ点灯時に動物がレバーを押すことによって餌を得られたり、ブザー鳴動時にレバーを押すことによって床に電撃が加えられたりする実験箱（後世「スキナー箱」と呼ばれる）を使った詳細な実験によって体系立てた。

　ランプ点灯時にレバーを押すという行動を学習させた動物を、2つのランプ（ランプA・B）を持つ実験箱に入れ、ランプA点灯時にレバーを押すと餌が得られ、ランプB点灯時にレバーを押しても餌が得られないとい

う設定にすると、動物はやがてランプAとランプBを区別するようになり、ランプAが点灯したときだけレバーを押すようになる（分化強化；Differential Reinforcement）。人間が青信号で横断歩道を渡るのも、自動販売機で欲しい飲み物のボタンを押すのも、分化強化によって形成された行動である。

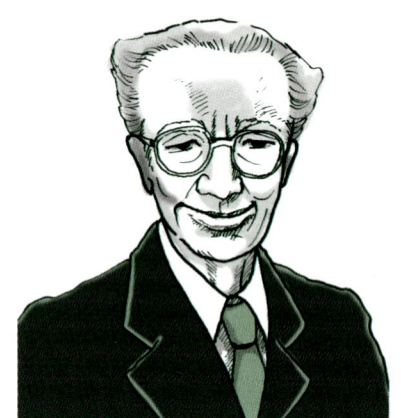

バラス・F・スキナー

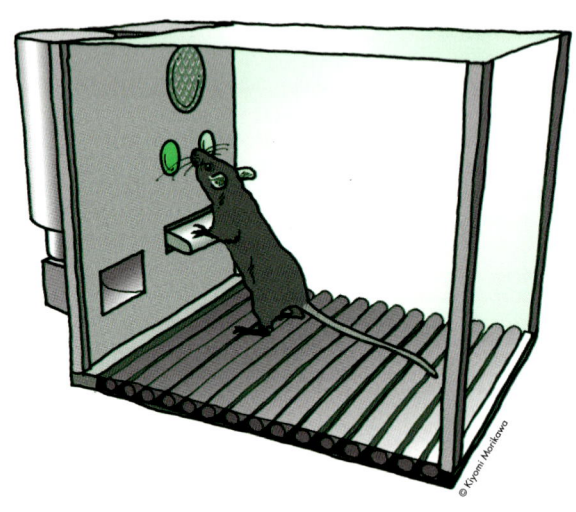

スキナーの実験箱（スキナー箱）

B. 言語行動の分化強化

　強化や分化強化は、人間が言語を発する行動にも適用できる。言語行動は、好子（相手の注目や応答）が提示されることによって強化され、好子の提示が中止することによって消去される。これを利用して、来談者の特定の言語行動を強化したり、特定の言語行動を消去したりすることができるのである。

　たとえば喫煙している来談者が診療の場で「禁煙したい」と言ったときだけ治療者が応答し、「禁煙したくない」と言ったときには無視して応答を控えると、やがて「禁煙したい」の方向の言動が増えていく。これを繰り返していくと、言語の上で両価性（相反する感情や欲求が拮抗する状態）が禁煙の側に傾き、さらに自己動機づけの現象によって認識や行動が禁煙の側に傾いていく。

C. 強化子提示のタイミングと弱化

　自発的行動が行われてから好子が提示されるまでの時間が短いほど、強化は起こりやすい。行動から好子提示までの間隔は0.5秒以内で強化の起こりやすさは最大となり［Schmitt DR et al, 1968］、60秒以上ではほとんど強化は起こらない［Marcucella H, 1974］。したがって、面接中に来談者が発した「禁煙したい」等の望ましい言動には、即座に応答する必要がある。1分以上あとから「さっきの発言を聞いたときは嬉しかったです」などと肯定的なコメントで応じても、強化の効果は薄い。

　強化と反対に、叱責や痛みなど嫌子（Negative Reinforcer；負の強化子ともいう）を自発的行動に随伴させると、その行動は減少していく（弱化 Punishment；罰ともいう）。来談者が望ましくないことを言ったときに、叱責をすればそのような発言は減るかもしれないが、同時に発言全体も減ってしまい、望ましい言動を強化することもできなくなってしまう可能性が高い。したがって、望ましくない言動への応答はあくまでも好子を提示中止する消去で行い、嫌子を提示する弱化で行うのは控えた方がよい。

　なお、嫌子によって弱化されるのはあくまでも面接中の発言行動である。

喫煙することを強く叱責しても、それより60秒以上前に行われている来談者の喫煙行動を弱化することはできない。あくまでも弱化されるのは、「治療者に話をする」という直前の行動である。

（3）両価性への介入

「（1）正したい反射と自己動機づけ」および「（2）分化強化」の内容をまとめると、図3－1のようになる。来談者は、「変わりたい。でも、変わりたくない」という両価性の状態にある。来談者が発する維持トーク（現状維持に指向する発言）をそのまま、または意味合いを明確化した表現に変えて返していくと、来談者は自らの発した言動と本来の理想との矛盾を感じ、正したい反射によって自らの言動を訂正したくなる。この結果として、チェンジトーク（行動変容に指向する発言）が増大し、自己動機づけによって行動変容の動機が形成される。

一方、「変わりたい。でも、変わりたくない」という来談者の言動のうち、チェンジトークだけを分化強化していくと、チェンジトークが維持トークよりも相対的に増大し、やはり宣言による自己動機づけによって行動変容

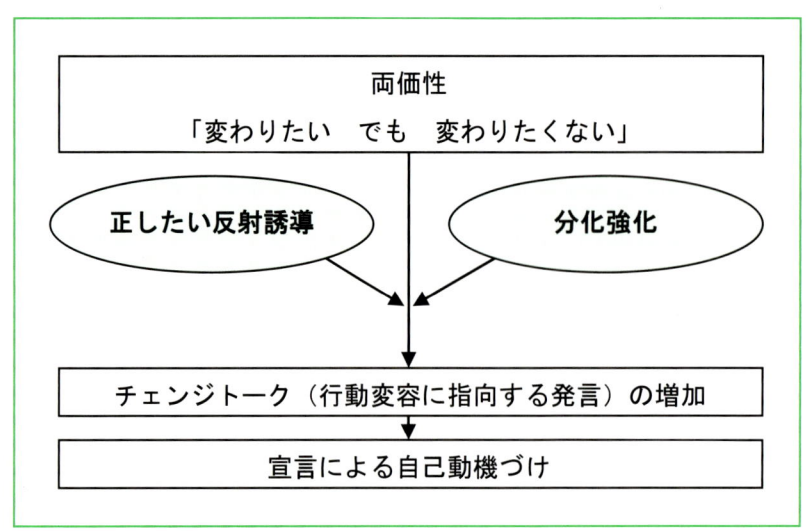

図3－1　動機づけ面接法の原理

の動機が形成される。

　医療従事者はとかく「禁煙したくない」という来談者の言動に目が行き、論理的説得をしてしまいがちである。しかし、この治療者の説得がむしろ引き金となって、来談者は反論としての「禁煙したくない」理由づけを始めてしまう。これが（1）で述べた心理的抵抗である。

　動機づけ面接法の原理は、来談者発言の中の行動変容に向かう好ましい部分に注目することにある。来談者発言の望ましくない部分に注目して、これらを是正するよう説得を試みる権威的な面接とは対照的と言える。

4 基本技法～ OARS

　原理を実現するための具体的手段として、動機づけ面接法ではOARSという技法群を重視する。OARSは、（1）開かれた質問（Open Question）、（2）是認（Affirming）、（3）聞き返し（Reflection）、（4）要約（Summarizing）という4つの技法の頭文字を表しており、これらをオール（Oars；櫂）のように使って来談者の行動を変容させるという隠喩を含む（表4−1）。

　治療促進的な正したい反射を来談者に生起させたり、行動変容に向かう言葉を分化強化したりするためには、OARSを適切に使いこなせるようになることが必須である。表4−2に、OARSを主体にした面接例を示す。既出の表2−3（p14）の面接例と比べ、来談者の話す割合が相対的に多く、かつ短い面接の中でも来談者の禁煙の動機が増大している。

表4−1　OARS

開かれた質問 Open Question	「はい」「いいえ」で答えられない形式の質問
	「禁煙についてどう思われますか？」 「どんな副作用を心配しているのですか？」 「まだタバコが必要だと思える理由は？」「他には？」
是認 Affirming	来談者の長所、能力、努力について言及する
	「あなたはそのような物事の切り替えもできるんですね」 「何回もがんばったんですね」 「今日は来てくれてありがとうございます」
聞き返し Reflection	来談者の言葉をそのまま、または意味をより明確化した表現で返す
	「タバコがないと仕事が立ちゆかないんですね」 「咳が続いているのはタバコの影響もあるかもしれないと」
要約 Summarizing	来談者の考えや言動を、箇条書きのように並べていく
	「タバコは○○、××、△△という理由で必要と感じておられ、一方で、□□、☆☆、◇◇という理由でやめたいと思われるわけですね」

表4-2　OARSを使った面接例

来＝来談者　治＝治療者	OARS
治1：タバコを吸われているようですが、タバコについてどんな風な感じですか？	開かれた質問
来1：まあ、糖尿病もあるし、よくないとは思うんですけどね、今のところやめるつもりはありません。	
治2：ああ、なるほど、そうなんですね。糖尿病に多少影響がある。	聞き返し
来2：えーっと、1ミリを1日5〜6本ですしね。女房にもこのくらいは許してもらってますよ。私はお酒が飲めないんでね。	
治3：何か気になることもあって、種類や本数を調節しているんですね。	聞き返し
来3：まあ、まだ子供も小さいし、副流煙っていうんですか、周りにも害があるっていうのも承知はしてるんで。	
治4：ふーむ、周りに害がある。たとえばどんな？	聞き返し　開かれた質問
来4：がんとか喘息とか。自分のために子供が病気になっちゃうんじゃ、親として失格ですからね。	
治5：お子さんのお手本になるようなお父さんでいたいと思われている。	聞き返し
来5：なかなか難しいでしょうけどね、できればそうありたいと思っています。	
治6：糖尿病のこともあるけど、まず自分よりお子さんのことを考えておられるんですねえ。	是認
来6：まあ、そうですね、一応。	
治7：そうすると、○○さんはお子さんを大事に思われていて、できればお子さんのお手本になれればと思われている。そして、糖尿病もあったりするから、タバコの吸い方を工夫してこれからも吸い続けていきたいと思われている。今考えておられるのをまとめるとこんな感じですか。	要約
来7：うーん、吸い続けていきたいかというと、できればやめたいとは思いますよ。	
治8：何かいい方法があったら、試すくらいはいいかなと。	聞き返し
来8：はい。何かありますかね？	

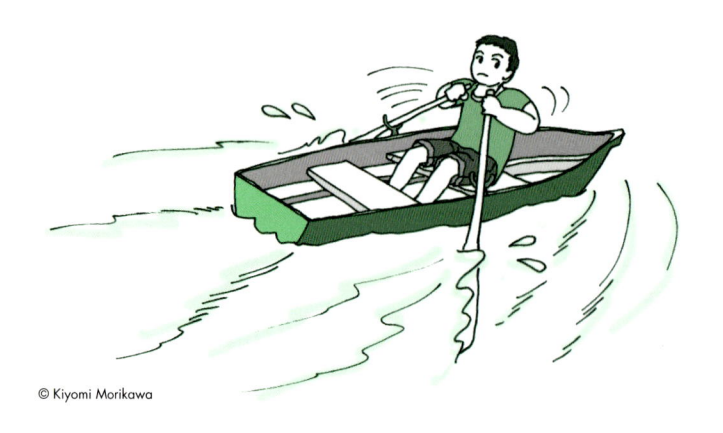

（1）開かれた質問

A. 閉じた質問と開かれた質問

　OARSの最初の技法である開かれた質問とは、「はい」「いいえ」で回答できない質問のことである。「はい」「いいえ」で回答できる質問は閉じた質問（Closed Question）と呼ばれる。開かれた質問は、英語にしたとき「How」「What」などいわゆる5W1Hで始まるような疑問文のことを指す。

　文法的には開かれた質問の形を取っていても、「禁煙するか、吸い続けるか、どっちがいいですか？」「0〜100％の間でどれくらいですか？」など、選択肢を示して回答を求める場合や、「吸い始めは何歳くらいですか？」「吸っている銘柄は何でしょう？」など単純に情報収集しているだけの質問は、閉じた質問と見なす。これら以外が開かれた質問である。

　開かれた質問は、来談者が自らの言葉を使って答えなければならないので、その中に矛盾を含む言動や、チェンジトーク（行動変容に指向する発言）が含まれやすい。それらを手がかりに、矛盾を明確化したり、チェンジトークを分化強化したりすることが可能になる。閉じた質問では、原則として「はい」「いいえ」の答えしか返ってこないので、矛盾を明確化する手がかりや強化すべきチェンジトークが得られにくい。

　動機づけ面接法の初学者は、まず、自らの発した質問がどちらの質問に

なっているかを意識する必要がある。さらには、面接の中で開かれた質問を増やすために、閉じた質問として尋ねがちな内容を開かれた質問に変換して尋ねる練習をすることが望ましい。このような練習を積み重ねることによって、意識せずに開かれた質問を使うことができるようになっていく。ちょうどこれは、自動車教習で、初めのうちは右左折の前に意識的に行っていた安全確認を、無意識にできるようになっていくのと同じである。

クイズ1を用意したので、開かれた質問と閉じた質問の区別、および閉じた質問から開かれた質問への変換を練習されたい。

クイズ1　開かれた質問？　閉じた質問？

次の質問が「開かれた質問」か「閉じた質問」かを当て、「閉じた質問」ならば同じ意図の「開かれた質問」に変換しなさい。（解答は本章末；p61）

1. 「タバコについてどんな風にしたいですか？」
2. 「タバコをやめたいですか？」
3. 「今の状況についてどう思われます？」
4. 「来週いらしていただけますか？」
5. 「禁煙の理由は値上げですか？」
6. 「依存症と聞くとどんなイメージです？」
7. 「健康について考えたことがありますか？」
8. 「明日試すことについてどう思いますか？」
9. 「今いちばんお困りのことは何でしょう？」
10. 「これは閉じた質問ですか？」

B. 開かれた質問の用途

開かれた質問がとくに有効な局面が3つある。①話題の設定、②抽象的表現の明確化、③アイデアの捻出である。以下にこれらを説明する。

①話題の設定

開かれた質問の用途の1つは、面接の冒頭や話題の切り替えとして、新しい話題を設定するときである。面接の開始時や話題の切り替え時に、「禁煙についてはどう思われますか？」「薬の副作用はどんなですか？」と開かれた質問で切り出すと、話が広がっていきやすい。閉じ

た質問をしてしまうと話が広がらない。医療者の多くは普段の医療面接で閉じた質問を多用（例：「お変わりありませんか？」）して、情報収集だけを行うことに慣れているので、動機づけが必要な場面でも、まず「禁煙したいですか？」「薬の副作用はありますか？」と閉じた質問から会話に入ってしまいがちであるが、これを開かれた質問に変換するだけで、面接の様相が大きく変わる。

②抽象的表現の明確化

開かれた質問が有効な2番目の局面は、来談者の発した抽象的な表現の意味を明確化するときである。「私は意志が弱いからやめられない」「そのうちやめるつもり」というような来談者の言動は面接の中でよく出てくるが、この場合の抽象的表現（「意志が弱い」「そのうち」）について、来談者は漠然としたイメージしか持っていない。治療者が「意志が弱いというのは、具体的にどんなことを指していますか？」「そのうちというと、だいたいいつ頃をイメージしておられるんでしょう？」と開かれた質問で尋ねることによって、来談者は自らの考えを明確化していくことができる。

抽象的表現には専門用語も含まれる。「私は依存症ではない」「ストレスがあると吸ってしまう」などという来談者もいるが、たいていの場合、専門用語（「依存症」「ストレス」）の解釈は治療者と大きく異なる。「依存症というのはどんな意味でしょう？」「ストレスというのはどんな状態なんですか？」と尋ねることで、来談者の問題を正確に理解し動機づけに結びつけていくことができる。

③アイデアの捻出

開かれた質問が有効な3番目の局面は、特定の課題についての影響や解決手段を、来談者自身に導き出させる必要があるときである。たとえば、禁煙することのメリットを認識してもらおうとするときには、「禁煙することのメリットは何でしょう？」と開かれた質問で尋ねることが第一歩になる。あるいは、困難な課題を克服する方法を案出する場合も、「この問題を何とかするのに、どうしたらいいでしょう？」

と尋ねることが第一歩である。これらをそれぞれ閉じた質問で「禁煙することのメリットはありますか？」「この問題を何とかできますか？」と尋ねてしまっては、来談者は熟考せずに簡易な答えを返す。開かれた質問で尋ねることによって、簡単に答えの出ない課題に対しても「どんなメリットがあるだろうか」「どんな方法があるだろうか」と自己探索し、新しいアイデアをひねり出してくる。

なお、③で説明している質問は、開かれた質問の中でも、来談者の答える範囲を狭めたソクラテスの質問法（Socratic Questioning）と呼ばれる［伊藤絵美, 2005］。ソクラテスの質問法によってチェンジトークを戦略的に引き出す方法については、後の「第6章 チェンジトークを引き出す積極的な質問法」（p68）で詳述する。

特定の課題に関する結果や解決手段を尋ね、何らかの解答が得られた後に、「他には？」という質問を追加することで、来談者はさらに別の事項を探す努力をすることになる。このときの質問文の文体は「他には？」または「他にはどんなことがありますか？」と開かれた質問にすることが重要である。「他にはありますか？」と閉じた質問にしてしまうと、「ありません」という話題の中断を生じさせやすい。

C.「なぜ」の質問に注意

来談者の望ましくない思考や行動に対して、「なぜ」「どうして」を用いた開かれた質問をするのは危険である。たとえば「なぜタバコをやめないんですか？」「どうして吸っちゃったんですか？」などの質問は、理由を尋ねる以前に、相手の思考や行動に対して詰問または非難しているニュアンスを含んでいる。このような質問をされた来談者は、思考や行動の本当の理由を話すかわりに、詰問を回避する言い訳か、非難に対抗する開き直りを始めてしまう可能性が高い。どちらにしても面接は破綻に向かう。

それでは、何らかの理由で「タバコをやめない」と発言する来談者に喫煙継続の理由を尋ねたいとき、治療者はどうすればいいだろうか？ 方法の一つは、「なぜ（あなたは）タバコをやめないんですか？」「どうして（あなたは）吸っちゃったんですか？」という、文章の主語が来談者（二人称）

になる質問を避けることである。主語を治療者（一人称）にして、「私はあなたがタバコをやめない理由に興味があります」という肯定文にするか、主語を事象（三人称）にして「すっちゃった理由って何だったんですかね？」という疑問文にすると、詰問または非難するニュアンスは弱まる。

非難または非難のニュアンスを回避するもう一つの方法は、後述する「聞き返し」の技術を用いることである。仮に「なぜ」という質問をしたときに来談者が答えるであろう思考や行動の理由を治療者が仮説として考え、その仮説が正しいかどうかを来談者に確認してもらう形を取る。たとえば、「タバコをやめない」という来談者発言には、「やめろと言われると反対のことをしたくなる（からタバコをやめない）んですね」「イライラするのが嫌だった（から吸っちゃった）んですね」という聞き返しになる。聞き返しの詳細は、「（3）聞き返し」（p38）を参照されたい。

なお、逆に、来談者の望ましい行動に対してなら、来談者を主語とした「なぜ」「どうして」の質問が使用可能である。たとえば、「なぜタバコをやめたいんですか？」「どうしてそんな時でも吸わないでいられたんでしょう？」には、詰問のニュアンスがない。

（2）是認

是認（Affirming）は、来談者の言動、行動、長所などに対する肯定的な言動を指す。「やりましたね」「今日ここにおいでになったこと自体が第一歩ですね」「〜できたことには驚きました」などがこれにあたる。

スピリットにも是認という概念が出てきた（「第2章　動機づけ面接法のスピリット」のうち「（2）受容」の「D．是認」；p18）。原著テキスト［Miller WR et al, 2012］では、スピリットの是認をAffirmation、基本技法の是認をAffirmingと区別している。スピリットとしての是認は、来談者の望ましい部分に注目する面接全体の姿勢を指し、基本技法としての是認は、来談者の望ましい面に言及する具体的な応答のことを指すという違いがある。

A. 言語行動の強化

　是認によって、来談者の発話は強化され、増加していく。その中で、来談者が抱く理想と現実の矛盾を明確化するチャンスも生まれるし、チェンジトーク（行動変容に指向する発言）を分化強化して両価性（相反する感情や欲求が拮抗する状態）のバランスを変化させるチャンスも広がる。

　とくに、あらかじめ十分に発言の是認をしておくことで、来談者の発言に含まれる矛盾を明確化する聞き返しを皮肉と取られる危険が回避される。したがって、面接の初期においては、チェンジトークであっても、維持トーク（現状維持に指向する発言）であっても、区別なく是認して、徐々に矛盾の明確化や分化強化につなげていく必要がある。なお、面接初期と他の時期との比較については、「第8章　動機づけ面接法の戦略」の「（1）4つの過程」（p108）にて詳述する。

B. 是認と称賛の違い

　是認は称賛（Praise）と異なることに注意を払う必要がある。称賛は、「～はすごいですね」「～はよくできましたね」と、治療者の評価を伝える行動である。来談者の正したい反射が起こりやすく、「すごくなんてないですよ」「全然できてません」との言動が引き出されてしまう可能性がある。是認は、来談者の言動、行動、長所について無評価で言及するか、治療者が本心から感じた感想のみを付け加えて言及する。

　欧米人は、長所や望ましい行動を指摘されると相手に感謝し、そのことについてさらに話を広げていく傾向がある。来談者が望ましい言動を行ったときに、それを是認することで比較的高確率でさらなる望ましい言動を引き出すことができる。これに対して日本人は、長所や望ましい行動を指摘されるとそれを否定する傾向がある。来談者が望ましい言動を行ったとき、あまりあからさまに是認を行うと、かえってその後の望ましい発言を減らしてしまう可能性がある。面接の中で是認を行う際には、来談者の反応を見ながら十分に控えめな表現で、くれぐれも治療者が本当に感じた内容だけを言葉にする必要がある。

（3）聞き返し

　聞き返し（Reflection）は、治療者が来談者の言葉をそのまま、あるいは含まれる意味をより明確化した表現に言い換えて返すことを指す。両価的な問題について来談者に開かれた質問を投げかけると、チェンジトーク（行動変容に指向する発言）や維持トーク（現状維持に指向する発言）、あるいはそれらの間に存在する矛盾を含む回答が得られやすい。これらの回答に対して、治療者が疑念のニュアンスや評価を加えず、鏡のように反射して返していくのが聞き返しである。

　人は、自分の発する言葉の内容を、発言している最中に十分に吟味することができない。人前で話をすることを仕事としている著名人であっても失言が絶えないのはこのためである。治療者が来談者の話した内容を返すと、来談者は自らの発した言葉の意味と自らの考えの間のギャップについて吟味することができる。

　聞き返しにおいては、行動変容に向かう要素を分化強化したり、発言の中に現れる行動との矛盾を明確化したりするために、来談者の発言の特定の部分だけを返す。これは、曇った鏡の一部だけを選択的に拭き、そこだけ自分の像が見えるようにしているようなものである。

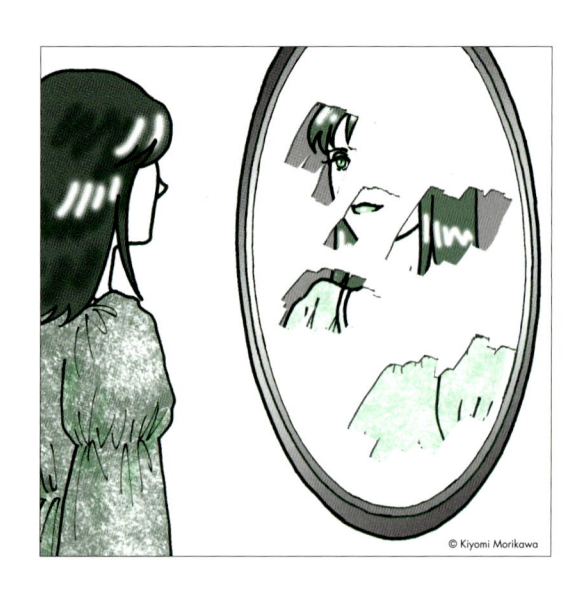

A. 単純な聞き返しと複雑な聞き返し

聞き返しは、単純な聞き返し（Simple Reflection）と複雑な聞き返し（Complex Reflection）に大別される。単純な聞き返しには、来談者の発言の一部またはすべてをそのまま聞き返す繰り返し（Repeat）と、同義語や別表現を使って意味を変えずに聞き返す言い換え（Rephrase）がある。複雑な聞き返しには、相手の発言そのものには表現されていない内容（意味、感情、価値観など）を明確化する意訳（Paraphrase）がある（表4－3）。

たとえば、「身体に悪いのはわかっているけれども、仕事でイライラすると吸っちゃうんだ」という来談者の言葉に対する繰り返しは「身体に悪いのはわかっている」「仕事でイライラすると吸っちゃう」などとなる。言い換えは、「健康に影響があると考えている」「職場で気分を鎮めたいときに吸ってしまう」などとなる。意訳だと、「このまま吸い続けると大きな病気になるかもと‥」「イライラしても吸わないようにできたらいいなと考えている」などとなる。

表4－3　聞き返しの種類

来談者の言動		「やめようかどうしようか迷っています」	「タバコがないと落ち着かなくて」	「まだその時期ではないようにも思えます」
		に対して‥‥		
単純な聞き返し Simple Reflection	繰り返し Repeat	「やめようか迷っているのですね」	「タバコがないと落ち着かない‥」	「まだその時期ではないと思える‥」
	言い換え Rephrase	「やめようか気持ちが揺れているんですね」	「タバコは気持ちを鎮めてくれる‥」	「禁煙するのはもう少し経ってから‥」
複雑な聞き返し Complex Reflection	意訳 Paraphrase	「やめるには、何かきっかけが必要なんですね」	「気持ちが落ち着いていることが大事なんですね」	「今禁煙するのは何か支障があると‥」

B. 聞き返しの役割

①トーマス・ゴードンのモデル

　聞き返しは、来談者の考えを治療者が正確に理解する、いわゆる共感のために必要な技法である。動機づけ面接法における共感は、トーマス・ゴードン（Thomas Gordon）のコミュニケーションモデルによって説明される（図4−1）［Miller WR et al, 2012］（p52）。来談者の考えは、来談者の言葉として発せられ、治療者が聞き取る。そして治療者は聞き取った言葉をもとに来談者の考えを理解（すなわち共感）する。この過程で、

錯誤Ⅰ：来談者が自らの考えを正確に表現しない（できない）
錯誤Ⅱ：来談者の言葉を治療者が正確に聞き取れない
錯誤Ⅲ：聞き取った言葉を、治療者が来談者とは異なった解釈をする

という3種類の錯誤（エラー）が起こり得る。

　錯誤Ⅰは、誰でも起こりうるが、典型的には子どもの発言や外国語での発言などは、来談者の考えが正確に表現されない可能性が高いだ

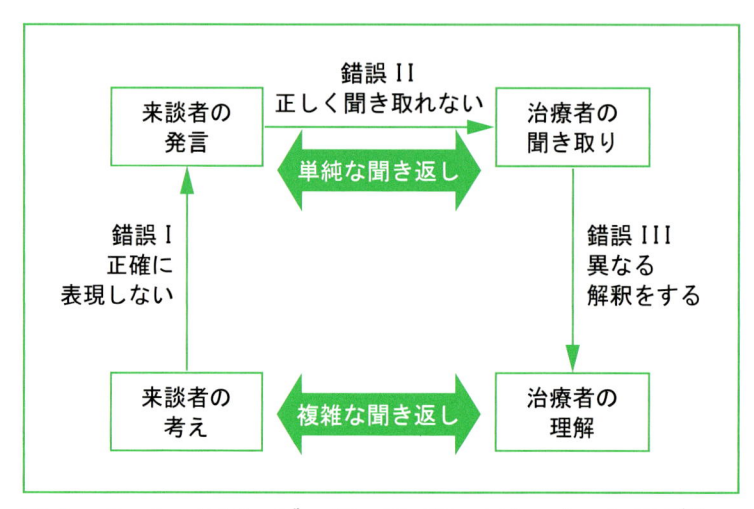

図4−1　トーマス・ゴードンのコミュニケーションモデル

Miller & Rollnick『Motivational Interviewing 3rd Edition』2012（Guilford Press）p52を改変

ろう。たとえば幼児が「お腹が痛い」と言っても腹痛を意味するのかどうかは定かでない。錯誤Ⅱは、早口や小声の来談者で起こりやすいだろうし、外国人来談者が母国語で話すのを聞き取ろうとするときにも起こるだろう。錯誤Ⅲは、さまざまな略語が業界によって異なる意味を持ったり、生育環境や生活環境の違いによって同じ言葉から別々のニュアンスを感じたりするときに起こるだろう。たとえば、動機づけ面接法はMI（Motivational Interviewing）と呼ばれるが、一般の医師がMIと聞いて真っ先に思い浮かべるのは心筋梗塞（Myocardial Infarction）かもしれない。

　これらの錯誤をなくすための、来談者の発言や考えと、治療者の聞き取りや理解を照合する仮説検証の作業が聞き返しということになる。この作業のうち、来談者の発言と治療者の聞き取りを照合するのが繰り返しや言い換えなどの単純な聞き返しであり、来談者の考えと治療者の理解を直接照合するのが意訳としての複雑な聞き返しである。

　単純な聞き返しだと、Ⅱの錯誤は解消できるが、ⅠおよびⅢの錯誤は解消できない。たとえば、来談者が「禁煙して自分を取り戻した」と言ったのをはっきり聞き取れなかった場合、「自分を取り戻したんですね」と単純に聞き返せば、聞き取りが正しかったかどうかはっきりさせることができる。しかし、「自分を取り戻す」ということが具体的にどんな状態変化を指すのかは不明なままである。複雑な聞き返しならばⅠ、Ⅱ、Ⅲすべての錯誤を解消できる可能性がある。具体的には、「自分を取り戻す」ことが何を意味しているかを意訳して、「吸える場所を探すことがなくなったんですね」「自分の健康が大事なものだと思えるようになったということ‥」などと聞き返すことで、来談者の考えを明確化していくことができる。

②複雑な聞き返しは半分以上に

　単純な聞き返しのみでは共感を踏まえた動機づけが困難で、治療者は面接の中で、一定以上の割合で複雑な聞き返しを行う必要がある。動機づけ面接法の習熟度を自己評価する尺度（「第9章　動機づけ面接法の学習」の「（3）動機づけ面接治療整合性尺度～MITI」；p137

参照）によれば、この割合は半分以上であることが優（Good）のレベルであるとされている。したがって動機づけ面接法習熟のためには、自分の発した聞き返しが単純な聞き返しなのか複雑な聞き返しなのかを判別できることが前提となる。クイズ2にて聞き返しの区別を練習されたい。

クイズ2　単純な聞き返し？　複雑な聞き返し？

次の聞き返しが「単純な聞き返し」か「複雑な聞き返し」かを当てなさい。（解答は本章末；p61）

来談者「女房は神経質過ぎるんだ。いつもいつも、俺が帰ればタバコのことばっかり。換気扇の下で吸ってるんだから、放っといてもらいたいよ。俺にも吸う権利があるんだから、もうこれ以上言われたら、別れるしかないよ」

1. 「神経質なんですね」
2. 「タバコのことを言われると、腹立たしい‥」
3. 「帰ると『タバコを吸うな』『やめろ』と言われる‥」
4. 「換気扇の下で吸っている‥」
5. 「文句を言われないように吸い方を工夫している‥」
6. 「換気扇の下で吸うくらいは、権利があると‥」
7. 「放っといてほしいですよね」
8. 「夫婦の間でも、権利は尊重されるということですね」
9. 「奥さんが言うのをやめたら、一緒にいられるのに‥」
10. 「別れるんですね」

③仮説の間違いは問題ない

なお、聞き返しは仮説検証の作業であるから、仮説としての治療者の聞き取りや解釈が間違っていても問題ない。聞き返した内容に来談者が違和感を持てば、正したい反射が起こってより正確な内容を治療者に教えたくなる。むしろ、来談者の考えの広がりを正確に理解するために、さまざまな解釈で聞き返し、何が訂正され何が訂正されないかを確認することも有用である。

たとえば来談者が、「タバコはもったいないですからね」と言った場合、「タバコ代が惜しいと思うんですね」というような常識的な聞き返しだけでなく、「吸える場所を探す手間がもったいないと思う‥」「タバコを吸ってることで評価が下がってしまうのが嫌なんですね」

など、さまざまな視点からの聞き返しを行うことによって、来談者の抱いている「損」がどこまで広い意味を持っているのかを確認することができる。

C. あえて空気を読まない

　来談者の考えと治療者の理解の正確な照合を行うためには、面接の場での空気をあえて読まない（相手が自分に求めていることを先読みしない）態度が重要である。われわれは日常会話において、相手からの言葉をあいまいなまま受け取り、何となく理解したつもりになって応答する。日常会話における「そのうち会いましょう」などの言動に対して、多少相手と「そのうち」という時間感覚の理解が食い違っていても、結果に大きな問題を生じる可能性が少ないからである。

　しかしながら治療面接においては、来談者と治療者のわずかな理解のずれが、脱落や治療失敗など明確な結果として表れてくる。したがって、来談者のあいまいな言葉から常識的にその意味を推定できたとしても、推定した意味内容を、あえて空気を読まない（AKY）応答によって検証していく必要がある。

　たとえば、来談者が「そのうち考えますから」と言って禁煙の話を切り上げようとするとき、空気を読んで対応するならば、「そのうちですね」などと単純に聞き返すだけで止め、禁煙の話を切り上げてしまうかもしれない。しかし、空気を読まずに対応するならば、「禁煙の話を切り上げたいのですね‥」などと、来談者があいまいにしておきたい発言の意味内容や感情に踏み込んだ聞き返しをして、それらを明確化していくことができる。

D. さまざまな深さの複雑な聞き返し〜意味、感情、価値観の明確化

　複雑な聞き返しが来談者の考えを明確化するために行われることは、

「A．単純な聞き返しと複雑な聞き返し」(p39)の項目で述べた通りである。明確化する対象としての来談者の考えには大きく分けて①意味、②感情、③価値観の3つの深さの種別があり、それに伴い、複雑な聞き返しも3つの深さに区分することができる（表4－4）。

表4－4　いろいろな深さの複雑な聞き返し

来談者の言動	「家族のためにも禁煙しなくちゃと思うんですがね」		
	に対して‥‥		
意味の明確化	「受動喫煙を避ける必要があると‥」	「ご家族からも期待されているんですね」	「自分が病気になって家族の暮らしが変わってしまうのを避けたいということですね」
感情の明確化	「受動喫煙のために家族が病気になったら嫌だなと‥」	「ご家族の期待に応えたい‥」	「これからも元気で家族の生活を支えていきたいと‥」
価値観の明確化	「ご家族の健康は大切だということですね」	「ご家族の期待に応えられることが重要‥」	「家族の生活を支えることに意味があるんですね」

①意味の明確化

　いちばん浅い複雑な聞き返しは、婉曲表現や抽象的表現であいまいになった来談者発言の意味を明確化する意訳である。私たちの日常においては、自分の発言の意味内容が相手に与える影響を調節する目的で、婉曲表現を代表とする多くのあいまい表現が使われる。「～でないこともない」というような二重否定は婉曲表現の最たるものである。この他、あいまい表現には、「俺はこだわり派だ」「本当の自分を取り戻す」など、本来複雑な要素を含むはずの物事を抽象的な言葉でステレオタイプに表現する目的で使われたり、「前向きに考える」「適切に判断する」など、対話の相手に具体的行動の言質を与えない目的で使われたりするものもある。

　治療面接における来談者の発言も日常会話と同様である。来談者は治療者に与える印象を無意識に調節しながら、しかも自分の考えや気

持ちを十分に把握しないまま発言を行っている。来談者の発言が婉曲的または抽象的だと、治療者が自分の想像の範囲内で解釈しても、来談者の真意とはまったく異なったものである可能性が高い。そこで治療者は、来談者の言葉に含まれる婉曲表現（抽象表現）を直截表現（具体的表現）に変換して聞き返すことで、来談者の真意に近ける必要がある。たとえば、「タバコが身体に悪いのはわかっている」という抽象的な来談者発言に対して、「タバコを吸っていると何か大きな病気になってしまうかもしれないと‥」と聞き返すと、より具体的な考えを来談者から引き出せるかもしれない。

面接の中で来談者が発することの多いあいまい語を表4-5にまとめた。このような表現が出てきたときには要注意である。具体的に何を意味するかについて、開かれた質問または聞き返しをしてみるのがよい。

表4-5　あいまい語リスト
三瓶舞紀子氏ワークショップ資料より許可を得て転載

1. 認める	15. つながる	29. ふりまわされる	43. 耐えられない
2. 理解する	16. 居場所	30. 支配される	44. 心の傷
3. わかる	17. 生きにくさ	31. 支配する	45. 心がおれる
4. 向き合う	18. 生きやすさ	32. 押し付け	46. 心のさけび
5. かかえる	19. 自分探し	33. 引き受ける	47. 心の痛み
6. 守られる	20. 偽りの自分	34. 暴走する	48. 心の壁
7. 満たされる	21. 本当の自分	35. 受けとめる	49. 心をとざす
8. ふれる	22. 自分を取り戻す	36. 解放する	50. 心のすきま
9. 寄り添う	23. 自分をなくす	37. ときはなたれる	51. 心をなくす
10. 思い	24. 自分らしくなる	38. 逃げ場をなくす	52. 心をひらく
11. ふみこむ	25. 自分らしくない	39. 前向き	53. 心をはぐくむ
12. ふみにじる	26. ストレスがたまる	40. 後ろ向き	54. 心を癒す
13. ダメージ	27. ストレス解消	41. 身体に刻みつける	55. 心を満たす
14. 傷つく	28. 人間的成長	42. 人生の質	

②感情の明確化

　やや深い複雑な聞き返しは、来談者の感情や願望を明確化する意訳である。直接的な感情や願望の表現を用いていなくても、人が状況や事象について話すとき、発言には感情や願望が表現されていることが多い。たとえば、「（私は）どうして吸ってしまうんでしょう？」というような来談者の発言には、単純な質問の意味以外に、落胆や自己嫌悪、あるいはその裏返しとしての禁煙願望が含まれているかもしれない。したがって、質問に答える形で「理由は○○です」などと応ずる代わりに、「がっかりして自分を責める気持ちも出てきてしまう‥」「何とかうまく禁煙したいと思うんですね」などと聞き返すことができ、その方が動機強化には有利である。

　なお、素人向けのコミュニケーション技法の書物には、質問には質問で返すことを推奨しているものがあるが、その方法はあまりお勧めできない。「どうして吸ってしまうんでしょう？」との問いに「どうして吸ってしまうんだと思います？」と返したら、答えを出せない来談者を困惑させるか、禁煙できない理由を並べ立てさせ動機が低下させるか、もしくは治療者から責め立てられたように感じさせるか、いずれにしても動機強化につながる結果をもたらさない可能性が高いからである。

　感情や願望を明確化する聞き返しは、来談者本人も意識していなかった感情や願望を明確化することができることがある。とくに来談者は行動変容問題について両価的（変わりたいけれども変わりたくない）な感情や願望を持っているので、行動変容方向の感情や願望を選択的に聞き返すことによってそれらについての発言を分化強化することができる。たとえば、「私には禁煙なんて無理だ」という来談者の言葉には禁煙の願望が含まれているので、「できれば禁煙したいんですね‥」と聞き返すことで、来談者にそれまで無意識だった禁煙願望を意識させることができるかもしれない。

　言い換えると、感情の明確化を用いると、来談者の両価的な発言から行動変容に指向する要素だけを抽出することができる。これを応用して、一見すると維持トークに見える来談者発言を、意図的にチェン

ジトークに変換して返すことができる。これらの方法は、「視点の変更（Reframing）」として「第7章　抵抗への応答」のうち「（4）維持トークへの応答」の「B. 視点の変更　その1〜行動変容要素の抽出」（p94）で詳しく述べる。

③価値観の明確化

　もっとも深い複雑な聞き返しは、来談者の価値観や信念を明確化する意訳である。人が何らかの感情を抱くのは、価値観や信念が存在するからである。たとえば、何かを失う不安を抱くのは、その何かを大切だと評価する価値観を持っているからだし、何らかの対象に怒りを憶えるのは、その対象を許容しない信念を持っているからである。面接において、来談者の言動から感情を類推するだけでなく、さらにその背景にある価値観を推定して聞き返しに盛り込むと、より強い行動変容の動機を引き出すことができる。たとえば、「病気で家族の生活が立ちゆかなくなるのは困りますからね」というような来談者に対しては、現在の状況が不本意である理由を掘り下げて、「経済的に安定した生活は大切だと思うんですね」「家族の生活を維持することに重きを置いているんですね」などと聞き返すことで、禁煙する理由に対する認識を強めることができる。

　あるいは、「禁煙すると仕事に支障が出る」という来談者に対しては、「仕事をして家族の生活を守っていくことが大事なんですね」などの聞き返しによって、仕事をすることによって来談者が維持しようとしている価値（生活、生命、家族など）を明確化していくことができる。その結果、最重要と考えている価値を守る上で、喫煙という行動がむしろ不利に働いているかもしれないことに来談者自らが気づきやすくなる。

　「B. 聞き返しの役割」（p40）で述べたように、聞き返しは仮説検証の作業だから、仮説が間違っていたとしても問題はない。明確化された意味・感情・価値観に来談者が違和感を抱けば、正したい反射によってより正確な説明を来談者自らがしはじめる。

E. 聞き返し文言の構成方法

①架空の「開かれた質問」に対する回答

　前項目で述べた3つの深さの聞き返しに共通することだが、実際に聞き返しの文言を考えるときには、"発言の詳細を開かれた質問で尋ねたら来談者からどのような答えが返ってくるか"を想像して、その内容を聞き返しの文言にすればいい。

　たとえば、「吸うと気管がチリチリ痛むんです」という来談者に対して、仮に

X．「チリチリ痛むのは何が起こっているんでしょう？」（状況の詳細を尋ねる）
Y．「チリチリ痛むとどんな気持ちになるんですか？」（感情を尋ねる）
Z．「痛みのないことにどんな価値があるんですか？」（価値観を尋ねる）

などと開かれた質問で尋ねれば、それぞれ来談者から、

X．「タバコが気管を荒らしているんでしょう」（状況の詳細の説明）
Y．「これから癌とか大きな病気になるんじゃないかと心配になります」（感情の説明）
Z．「わざわざ自分の体を傷つけるのは損です」（価値観の説明）

などという答えが返ってくるかもしれない。このような答えをあらかじめ推定して、その答えの内容を聞き返しの文言に成形すればいいのである。すなわち、聞き返しの文言は、

X．「タバコが気管を荒らしていると‥」（意味の明確化）
Y．「これから癌とか大きな病気になるんじゃないかと心配なんですね」（感情の明確化）
Z．「わざわざ自分の体を傷つけるのは損だと‥」（価値観の明確化）

のようになる。初学者が聞き返しの練習をするときには、時間がかかっても、いちど開かれた質問を考えてみて、予想される答えを聞き返しにする手順を試みていただきたい。それができるようになったら徐々にスピードアップしたり、開かれた質問を考えることを省くようにしたりするとよい。

②文章を続ける

　来談者が言語化しない状況の詳細、意味、感情、価値観等を聞き返す文言を作成するもう1つの方法は、来談者の発言に続けて、文意が通じる文章を考えることである。たとえば、「吸うと気管がチリチリ痛むんです」という来談者の発言のあとに、適当な接続の言葉を補って続く文章を自由に考えると、

- たとえば「さっき吸ったときにも‥」
- それに「他の症状も感じることが‥」
- なぜなら「タバコが気管を荒らしているからですかね」
- そうすると「これから癌とか大きな病気になるんじゃないかと心配になる‥」
- 要するに「自分の体を傷つけるのは損だと‥」
- それでは「ちょっと禁煙してみようかと思うこともあったり‥」

などが考えられる。これらの「　」内の文章は、聞き返しの文言として成立する。

③文末の上げ下げ

　聞き返しは、文末の音調を下げた肯定文で行うことが重要である。文末を上げた疑問文だと、来談者の発言に疑念を表明するニュアンスが含まれ、聞き返し本来の機能を果たせなくなる。
　たとえば、「このまま吸い続けるのは確かにまずいかもしれません」という来談者に対する2種類の対応、

X.「このままだとまずいと思っている‥」（文末が下がる肯定文）
Y.「このままだとまずいと思っている？」（文末が上がる疑問文）

を比較すると、Xの肯定文では、言葉を鏡のように返すだけなので、来談者は自らの発言について客観視する余裕を持つことができる。Yの疑問文では、来談者に「はい」か「いいえ」の回答を要求する文体になっているので、来談者は自らの発言を吟味することよりも、治療者に対してどのような応答をすればいいかに注意が集中してしまう。

あるいは、「タバコがないと仕事に差し支えるんですよ」という来談者発言（現状維持に指向する維持トーク）に対する2種類の対応、

X.「タバコがないと仕事に差し支える‥」（文末が下がる肯定文）
Y.「タバコがないと仕事に差し支える？」（文末が上がる疑問文）

を比べると、Yの疑問文では「仕事に差し支えるはずがない」という治療者の疑念表明になってしまう。来談者は、正したい反射によって仕事に差し支える説明を始めるか、治療者への警戒感を強めて本心を隠そうとするだろう。どちらにしても、来談者の禁煙は遠のく。

イントネーションが下がってさえいれば、文末の形は何でもかまわない。上記の例に挙げたように「～する‥」でも、「～ですね」「～ですか‥」「～ということ‥」「～でいらっしゃる」でも聞き返しになる。

④「ない」を省く
「ない」が含まれる否定文は、肯定文より内容が不明瞭になりやすい。これは、人が何らかの事象の否定された状態をイメージすることが難しいからである。たとえばゴルフで「池ポチャする」をイメージすることは易しいが、「池ポチャしない」イメージを即座に思い浮かべるのは困難である。同様に、「タバコを吸う」イメージは簡単でも「タバコを吸わない」イメージは難しく、「禁煙する」イメージは何となくわいても「禁煙しない」イメージは具体的になりづらい。

聞き返しにおいては、来談者が発する否定文の発言から「ない」を省いて、より内容が明確になるようにする。たとえば、「禁煙しない」という来談者の発言ならば、「喫煙する」「吸い続ける」などと聞き返せばよいし、「このままでいいとは思ってない」という発言には、「このままではまずいと思っている」と返せばよい。

「避ける」「中止する」などを使って「ない」を省く方法もある。たとえば、「脳梗塞になりたくない」という来談者の発言は「脳梗塞を避けたい‥」と聞き返すことができ、「どうしたら買わないで済むのか分からない」という発言は「どうしたら買うのを中止できるか方法を探しているんですね」と聞き返せる。

「禁煙する気がないわけじゃない」というような二重否定は、来談者が意図的、もしくは無意識のうちに内容をあいまいに表現するために使われる。このような二重否定は「ない」を2つとも取り去り、「禁煙する気もある」と返せばよい。

⑤聞き返し強度の調節

聞き返しにおいては、表現の強度に注意を払う必要がある（表4-6）。治療者の発言に対して、治療者が控えめな表現で聞き返すと、来談者はその内容についてさらに話したくなり、その内容についての実感が維持される。逆に、治療者が強め表現で聞き返すと、来談者はその内容について話すのを中止したくなり、その内容についての実感が薄れる。これらの現象は、来談者の発言と治療者の聞き返しの間に

表4-6　聞き返しの強度

強い ↑ ↓ 弱い			
	幸福絶頂	殺してやりたい	今日から実行する
	非常に気分がいい	かなり腹が立つ	絶対実行する
	気分がいい	腹が立つ	実行する
	少しは気分がいい	多少腹が立つ	多分実行する
	気分がいいと思うこともある	多少腹立たしい感じもある	実行するかもしれない

生じているわずかな差が、来談者に正したい反射を起こさせることによって発生する。

　たとえば、来談者の「禁煙できて気分がいいです」との発言に対して、治療者が「禁煙できて多少は気分がいいんですね」と控えめに聞き返せば、来談者は「そうですね。たとえば○○‥‥」とさらに話を続けたくなる。これは、治療者の控えめな表現に対して、来談者が（否定はしないまでも）正したい反射によって補足説明を加えたくなることによる。

　反対に、「禁煙できて非常に気分がいいんですね」とやや強めの表現で聞き返すと、来談者は正したい反射から、気分がいいことについて話を続けることにためらいが生じてそれ以上話さなくなったり、さらには「いや、それほどでもありません」と訂正を始めたりする。たとえ、「とても」「非常に」などの修飾語を付加しなくても、「気分がいい」の部分に強いイントネーションが置かれれば、同様のことが起こる。

　したがって、チェンジトーク（行動変容に指向する発言）など、さらに同趣旨での内容を来談者に語ってもらいたいような発言が面接中に聞かれた場合には、その内容を強調しすぎることなく、やや控えめな表現で聞き返していくことが重要である。どの程度控えめにすればよいかは、話題についての来談者の認識度合いや、来談者の言語表現能力などによって異なるので、面接中に適宜調節していく必要がある。

　なお、来談者の維持トーク（現状維持に指向する発言）に対して正したい反射を誘導することで、意図的にチェンジトークを引き出す方法は、「増幅した聞き返し（Amplified Reflection）」として「第7章 抵抗への応答」のうち「（4）維持トークへの応答」の「A．増幅した聞き返し」（p91）で詳しく述べる。

（4）要約

　要約（Summarizing）は、それまでに来談者が語った言葉や、聞き返しによって合意に達した言葉を、箇条書きのように列挙して返すことである。複数の聞き返しを組み合わせたものと解釈することもできる。

　聞き返しの項目で解説した種別や技法は、要約にもほぼあてはまる。すなわち、要約の項目の中に複雑な聞き返しを加えることができ、空気を読まずに照合作業として行う必要があり、文末の上げ下げや表現の強度に注意する必要がある。

　聞き返しと異なるのは、複数の要素を同時に返していくことである。人間が頭の中で同時に記憶または概観できる要素の数には限りがあるため、面接の中で次から次へと行動変容に関する視点や判断などが話題に上がったとしても、来談者はそれらを判断材料として的確に用いることができない。治療者がこれら視点や判断を、種別ごとにまとめたり、適当に割愛したりしながら来談者に提示することによって、これらを利用した判断が可能になる。

　要約は、来談者から1本ずつ受け取った花をまとめて、花束にして来談者に返すことにたとえられる。あくまでも来談者の発言を素材として花束を作るが、発言内容のうち、どれとどれを目立つ面に配置し、どれとどれを使わずに花束をアレンジするかは、治療者の意図にゆだねられることに

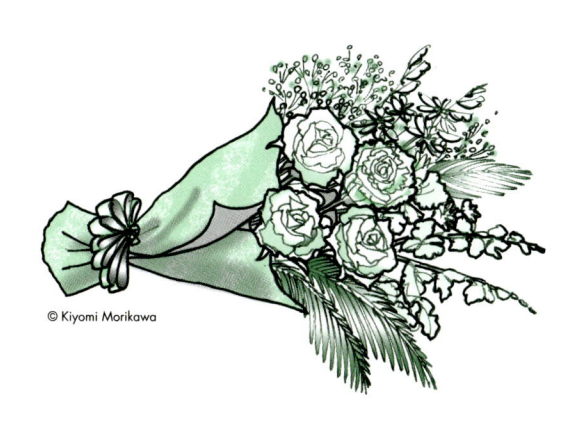

© Kiyomi Morikawa

禁煙の動機づけ面接法　53

なる。

　記憶力の点で、必ずしも治療者が来談者より優れているわけではないので、治療者が記憶に留めておける要素の数にも限りがある。しかし治療者は来談者の言葉をチェンジトーク（行動変容に指向する言動）と維持トーク（現状維持に指向する言動）に整理しつつ、正したい反射の誘導や分化強化に使えそうな要素だけを記憶に留めておけばいいので、来談者よりもいくぶん有利である。

　10分～20分程度の短い面接であれば、来談者の観察を優先してメモ等は取らない方がいいかもしれない。数十分以上の面接で、内容が多岐にわたるような場合には、要素を簡単なシェーマ（図式）等にまとめながら進める方法も有効だろう。しかし、来談者の発話を片っ端から記述するようなメモは、頭の整理と来談者の観察を妨げるのでやめた方がいい。

　要約は、目的によって、「A. 矛盾を明確化する要約」「B. 概観させる要約」「C. 話題を転換する要約」に大別することができる。以下にこれらを解説していくが、区別は絶対的なものではなく、要約が複数の目的を併せ持つ場合も多い。

A. 矛盾を明確化する要約

①矛盾する内容を結びつける

　それまでの面接において、現在の行動と矛盾する来談者の価値観が表明されていれば、行動と価値観の矛盾を明確化できるよう項目の配列を調整することができる。多くの場合、今話題に上っている内容と、それより前に話題に上がっていた矛盾する内容を結びつける形で用いられる。たとえば、表4－2（p31）の「治療者発言7（治7）」に示される要約に、

「そうすると、○○さんはお子さんを大事に思われていて、できればお子さんのお手本になれればと思われている。そして、糖尿病もあったりするから、タバコの吸い方を工夫してこれからも吸い続けていきたいと思われている」

とあるが、直前に上っていた話題である子供との関係に対する価値観と、面接冒頭の話題であった「吸い続ける」という行動選択を述べ、両者の矛盾を明確化している。

②「でも」「しかし」を避ける
　矛盾を含む内容を並列に並べるときには、「でも」「しかし」「なのに」など逆接の接続詞を使わず、「そして」「一方で」など順接の接続詞で文章を続けることが重要である。たとえば、

・「お子さんの手本になれればと思われている。そして、これからも吸い続けていきたい」
・「お子さんの手本になれればと思われている。しかし、これからも吸い続けていきたい」

という2つの要約を比べると、後者では矛盾を指摘して責めているように取られる可能性がある。そうなってしまうと、来談者は治療者に対して防衛線を張ることに意識を振り向けるために、矛盾を客観視することから遠ざかっていく。それでは来談者の行動変容に役立たないので、治療者は矛盾に気づかないポーカーフェイスで来談者の言葉を並べ、来談者自身に矛盾を発見させるよう努める必要がある。来談者は、治療者への対応に意識を割くことなく、自らの両価性（相反する感情や欲求が拮抗する状態）の問題にだけ注意を集中することによって、行動変容の動機を高めることができる。

③内容の前後
　矛盾を含む内容を並べるときに、行動変容側の内容を前にして現状維持側の内容を後にするのと、現状維持側の内容を前にして行動変容側の内容を後にするのでは、来談者に与える影響が異なる。たとえば、

・「お子さんの手本になれればと思われている。そしてこれからも吸い続けていきたい」
・「これからも吸い続けていきたい。そしてお子さんの手本になれればと思われている」

を比較すると、それぞれ後の内容がやや強調される。
　前者は、「吸い続けていきたい」がという現状維持側のニュアンスやや強調されるので、動機が低い来談者に対して戦略的に追従したり、正したい反射を誘発させたりするときに有効かもしれない。逆に後者は、「手本になれればと思われている」という行動変容側のニュアンスが印象づけられるので、行動変容に向かう言動（チェンジトーク）を分化強化したい場合に有利である。現状維持側の内容と行動変容側の内容を、どのような順序で並べていくかは、状況に応じて使い分ける必要がある。

④イントネーションに注意
　接続語だけでなく、文体やイントネーションなどにおいても、来談者が、治療者から矛盾を指摘されたと感じないよう心がける必要がある。前述の要約の後半部分、

治療者「そして、糖尿病もあったりするから、タバコの吸い方を工夫してこれからも吸い続けていきたいと思われている‥」

においては、「糖尿病もあるから吸い方を工夫して」という部分に力点を置いて発話することがポイントである。矛盾の要素となるのはその後の「これからも吸い続けていきたい」の方で、これが要約前半の「子どもの手本」と対立するわけだが、「これからも吸い続けていきたい」を強調して発話すると、来談者に皮肉と受け取られてしまう危険が増大する。
　なお、「そして、糖尿病もあったりするから、タバコの吸い方を工夫してこれからも吸い続けていきたいと思われている‥」というのは、

糖尿病であることが吸い続ける理由であるかのように聞こえてしまうので、日本語の論理構成としてはおかしな文章である。しかし、そのような誤りはあまり気にする必要はない。むしろあえて誤ったままにしておくことによって、来談者の発言に含まれている矛盾に気付かず、来談者発言を意図なく羅列している印象を与えることができる。

B. 概観させる要約

①変化が必要な理由を概観させる要約

　要約は、特定の事項について来談者が述べたことを並べ、来談者に概観させる目的でも使われる。そのひとつとして、それまでに来談者からの発言として引き出した行動変容の理由を、要約の形で再度伝え返すことで、それらの理由を来談者により強く印象づけることができる。

　この際、すでに引き出してあった禁煙の理由を複雑な聞き返しの要領で欲求、感情、価値観に変換することもできる。たとえば、「タバコは体に悪い」「家族から邪険にされる」「禁煙したらお金がたまる」等の事実関係の表現がすでにされている場合、それぞれ「健康が大事」「家族と仲良くやっていきたい」「お金を別のことに使いたい」という価値観や欲求の表現に変換して、要約として「健康はそれなりに大事で、家族とも仲良くやっていきたい、そしてもう少しお金を別なことに使えたらいいなと考えておられる‥」というような形にすると、理由付けがさらに明確化する。

②両価性を概観させる要約

　要約によって、行動変容のメリット（理由）とデメリット（現状維持の理由）を比較・概観させ、選択を促すことができる。この際、行動変容のメリットとデメリットを対等に扱う必要はない。メリットについてはこれまで話題に上った要素をなるべく来談者の感情や価値観にまで十分掘り下げ、デメリットについては表層的な内容で羅列するようにすると、メリットへの印象が強まる。また、まとめる順番も、

より印象に残りやすい後側にメリットの要素を並べるとよいだろう。たとえばこのような要約になる。

「タバコを吸うとストレスが解消され、仕事がはかどり、喫煙所のコミュニケーションができる。一方で、禁煙すると奥さんからは喜ばれ、それは単に受動喫煙がどうのというだけじゃなくて、奥さんが○○さんの健康をそれなりに大事にしていて、○○さんも奥さんの気持ちに応えて、退職後の生活を一緒にしていくのが結構優先順位の高いことだと考えていらっしゃる」

この要約は、行動変容側の要素と現状維持側の要素を含むという意味で、矛盾を明確化する要約（p54）と似ているが、行動変容のメリットとデメリットを比較させているだけなので、必ずしも矛盾は存在していない。しかしながら、「でも」「しかし」といった逆接の接続詞は使用に注意が必要で、「そして」「一方で」といった順接の接続詞を使う方が安全である。後側に来る行動変容のメリットをあまりにも強調しすぎると、正したい反射が起こってしまう可能性がある。

C. 話題を変換する要約

①面接の段階を進める

要約は、それまで扱ってきた話題を再確認して、スムーズに別の話題に移行するときにも有効である。ある程度来談者の動機が高まった段階で、実際にどのような行動を取ってみるのかを相談し始める段階への橋渡しとして、来談者の動機が高まるに至った話し合いの内容を要約する。たとえばこのような要約になる。

「そうすると、ストレス解消とか喫煙所のコミュニケーションとかある一方で、奥さんが○○さんの健康を気遣う気持ちに応えたくて、退職後もなるべく一緒に生活していきたいというのもある。それで、やはり禁煙してみようかなと思われる気持ちもあって、今日こちらに相

談に来られた。さて、これからどうしましょう？」

②堂々巡りや脱線の停止

　面接が堂々巡りに陥ったり、来談者が治療と無関係な話題に延々と脱線し続けたりするときにも、要約は有効である。たとえば、来談者が禁煙する上でXという問題があって、それについて話し合って対策を立てたとする。次に来談者はYという問題で禁煙できないと言い始め、それについても解決法を見いだす。さらに来談者はZという問題を挙げる。そしてZの問題が片付くと、「やはりXが心配」と振り出しに戻ってしまう。このような堂々巡りは、Zの問題に解決法が見いだせた時点で、「Xについては○○、Yについては△△、Zについては□□ですね」と要約することで断ち切ることができる。そのような要約の後に、新たな問題を持ち出してくるかもしれないが、その問題に関する解決法も含めて再度要約を行えばよい。紙に要約内容を箇条書きにし、同じ話題になったら「これですね」と指し示すのも一法である。

　あるいは、来談者が治療と関係のない雑談に脱線して、なかなか戻ってこないこともある。このようなときにも、まず来談者の話を簡単に要約してから本題についてのOARSを始めると、抵抗なく話題の変更ができる。たとえばこのような形になる。

「ちょっとよろしいですか？　今おっしゃっていただいているのは、先週ご友人と旅行に行って、温泉は気持ちよくて、夕食で食べたサザエとカニがおいしかったということですね。で、旅館に喫煙できる場所がほとんどなくて、これでタバコを吸っていた頃なら困ってしまっていたかもしれないと…。そうすると、禁煙してよかったことを１つ実感できたということなんですね」

　来談者ばかりでなく治療者がそれまでに明らかになった事項を整理しきれず混乱しているときにも、要約の作業が面接の立て直しに役立つ場合がある。治療者も、要約をすることによってこれまでの話題を整理して、それを踏まえて次の話題に進むことができる。

③セッションの終了

話題を転換する要約のバリエーションとして、その回の面接の終了時に、そのセッションの要約をして来談者に思い起こさせ、フィードバックを求めたりすることもできる。たとえば、

「今日は○○について○○という話になり、それには□□が必要だということになり、明日から始めてみることにしたんですよね。今日話し合ったことで、印象に残ったことや役に立ちそうなことを挙げると？」

というような要約（と質問）になる。

クイズ1の解答

	変換例（唯一の正解ではない）
1. 開かれた質問	
2. 閉じた質問	「タバコをやめることについてどう思いますか？」
3. 開かれた質問	
4. 閉じた質問	「いらしていただく時期はいつがご希望でしょう？」
5. 閉じた質問	「禁煙の理由は何ですか？」
6. 開かれた質問	
7. 閉じた質問	「健康について今までどんなお考えをお持ちでした？」
8. 開かれた質問	
9. 開かれた質問	
10. 閉じた質問	「この質問にはどんな特徴がありますか？」

クイズ2の解答

1. 単純
2. 複雑（「神経質」と評価している背景の感情）
3. 複雑（「タバコのことばっかり」の具体的内容）
4. 単純
5. 複雑（換気扇の下で吸う背景の感情）
6. 単純
7. 単純
8. 複雑（権利についての価値判断）
9. 複雑（「別れるしかない」の背景の感情）
10. 単純

5 チェンジトークの識別と増幅

（1）チェンジトークの種類

　来談者が発する行動変容に指向する発言をチェンジトーク（Change Talk）と呼ぶ。変化の必要性や理由（例：吸っているとまずい）や変化の願望（例：禁煙したい）、変化の表明（例：今度こそ禁煙する）などがある。チェンジトークは、面接の行程が間違っていないことを示す「青信号」（このまま進んでよい）である。

　もともと変化への動機が高い来談者ほど、チェンジトークを多く口にすると言える。しかしそれと同時に、自ら発したチェンジトークが変化への動機を増強するので、治療者が来談者からチェンジトークを引き出せば引き出すほど、変化へ向かう来談者の意識は高まっていく。

　チェンジトークは、来談者の心理を表現した言葉であるとともに、来談者と治療者の関係性に由来する言葉である。面接における治療者のアプローチ次第で、チェンジトークは増やすことも減らすこともでき、その結果として行動変容の確率を増やすことも減らすこともできる。

　チェンジトークには、行動変容の重要度に関するチェンジトーク、行動変容の自信度に関するチェンジトーク、行動変容の実行に関するチェンジトークがある（表5－1）。重要度に関するチェンジトークは、さらに、変化の必要性（Need for Change）、変化の理由（Reason for Change）、変化の願望（Desire for Change）に分けられる。自信度に関するチェンジトークは、変化の自信（Ability to Change）、実行に関するチェンジトークは変化の表明（Commitment to Change）と呼ばれる。実行に関するチェンジトークは、他のチェンジトークより遅れて、行動変容に至る直前の段階で増加する。

　なお、他書には、実行に関するチェンジトークを、表明、活性化

（Activation）、段階を踏む（Taking Steps）の３種類に分けているものもある。

表5-1　チェンジトークの種類

行動変容の重要度に関するチェンジトーク	
変化の必要性 Need for Change	「治療を受ける必要がありますね」 「このまま吸い続けるわけにいきません」
変化の理由 Reason for Change	「父は心筋梗塞で死んだんですよ」 「禁煙できたら、吸う場所を探さなくてもすみます」
変化の願望 Desire for Change	「できることならやめたいと思います」 「吸っていない人がうらやましいです」
行動変容の自信度に関するチェンジトーク	
変化の自信 Ability to Change	「今度はできるかもしれません」 「禁断症状があっても何とかなるでしょう」
行動変容の実行に関するチェンジトーク	
変化の表明 Commitment to Change	「今度こそやめます」 「今日帰ったらタバコを処分します」 「禁煙外来に行くだけ行ってみようと思います」

（2）チェンジトークの分化強化

　来談者に、開かれた質問で両価性（相反する感情や欲求が拮抗する状態）のある問題について考えを尋ねると、チェンジトークと維持トーク（現状維持に指向する発言）が発せられる。このうちのチェンジトークだけを強化することによって、相対的にチェンジトークが増加し、行動変容につながる。具体的には、来談者の発した言葉の中からチェンジトークと維持トークを判別して、チェンジトークに対して的確に聞き返しを行うことが、チェンジトークの分化強化になる。

　たとえば、典型的には「禁煙したいとは思うけど、半日も続きません」という来談者発言に対して、「禁煙したいお気持ちもあるんですね」と前半のチェンジトーク部分だけを（やや控えめな表現で）聞き返せば分化強

化になる。維持トークである「半日も続きません」の部分は、原則として聞き返しから除いてしまってもかまわない。

（3）チェンジトークの増幅～ EARS

　引き出せたチェンジトークに対して適切な応答をすると、さらなるチェンジトークを連鎖的に引き出せる。このための応答は、EARS（耳）としてまとめられている。EARSは前述のOARSの一部を変えたもので、詳述や例示を求める質問（Asking for Elaboration/Examples）、是認（Affirming）、聞き返し（Reflection）、要約（Summarizing）から頭文字を取っている（表5－2）。EARSはチェンジトークに対して選択的に用いられるから、EARSの実施はチェンジトークの分化強化でもある。以下にこれらを解説する。

表5－2　チェンジトークに対するEARS

来談者「子どもの喘息にも悪いかもしれません」	
詳述や例示を求める質問 Asking for Elaboration /Examples	「どんな風に悪いんですか？」 「たとえばどういうときに悪いんでしょう？」
是認 Affirming	「医学的な知識をお持ちですね」 「お子さんが喘息だと、ご苦労も多いでしょうね」
聞き返し Reflection	「吸い続けると、お子さんの喘息を悪化させるかもと‥」 「禁煙すれば、少しは喘息もよくなるかもと‥」
要約 Summarizing	「吸い続けると○○で、△△で、お子さんの喘息にも影響がありそう」

A．詳述や例示を求める質問（E）

　これは、チェンジトークの理由や意義、具体的項目などを問う質問のことである。この質問は開かれた質問（Open Question）でもあるから、

EARSはOARSと同じと言うこともできる。「禁煙したいと思う」というチェンジトークに対してならば、「それはどうして？」「どういう意味があるの？」「たとえばどんなときにそう思いますか？」などが詳述や例示を求める質問に該当する。このような質問に対する来談者の回答は、さらなるチェンジトークである可能性が高い。質問に答える過程で、来談者は行動変容の必要性や可能性などをさらに自己探索することができる。

B．是認（A）

チェンジトークに対する是認の意味合いはOARSの是認（A）と同じである。チェンジトークに対して「紆余曲折あったけど、そういう結論に至りましたね」「なるほど、確かにそれは盲点ですね」など肯定的メッセージを送ることで、さらなるチェンジトークを引き出せる可能性が高まる。ただし、治療者が高所からの目線で「正しい考えに至って、よくできました」と評価的なニュアンスで行うと、来談者には心理的抵抗が生じるので危険である。治療者が本心から「なるほど、それは気づかなかった」と感嘆することや、本心から「大変だったろうな」とねぎらわれることのみを、控えめな表現で伝えることが重要である。

C．聞き返し（R）

チェンジトークに対する聞き返しは、チェンジトークの理由や意義、具体的項目について仮説を立て、仮説検証を行うもので、OARSにおける聞き返しと基本的に同じである。聞き返しはチェンジトークに対する強化子（行動を増加させる因子）となり、さらなるチェンジトークを引き出す。「第4章　基本技法〜OARS」のうち「（3）聞き返し」の「E．聞き返し文言の構成方法」の「⑤聞き返し強度の調節」（p51）で述べたように、チェンジトークをやや控えめに聞き返すことで、来談者はチェンジトークの内容についての実感が維持され、さらなるチェンジトークを発しやすくなる。逆に、不用意に強すぎる表現の聞き返しをしてしまうと、正したい反射が発生して来談者は維持トークを発するようになるので注意が必要である。

チェンジトークに対して聞き返しを用いる場合、論理学的裏による聞き返しも、さまざまな形のチェンジトークを引き出す上で有効である。たとえば、

来談者「このまま吸い続けると病気になるかもしれない」(チェンジトーク)
治療者「ここでやめれば多少健康でいられるということですね」(論理学的裏による聞き返し)
来談者「たしかに健康でいられるかも」(チェンジトーク)
治療者「健康はそれなりに大事‥」(価値観を明確化する聞き返し)
来談者「そうですね。結構重要な部類に入りますね」(チェンジトーク)

というように、現状に対する懸念の来談者発言を元に、変化の利点についての来談者発言を引き出せる。
　「AならばB」と「非Aならば非B」の2つの命題の関係を、論理学の用語で裏という（図5-1）。現状維持の不利益と行動変容の利益は、裏の関係にある聞き返しで変換することができる。聞き返しによって別の種類のチェンジトークを引き出し、動機を多角的に高めることができるのである［原井宏明，2012］。
　論理学上は、元の命題が真であっても裏の命題が真とは限らない。なので、裏に変換した聞き返しをするときには、「健康でいられる」「病気を防げる」ではなく、「多少健康でいられる」「病気を防ぎやすい」というふうに、部分的な改善や改善の可能性として控えめに表現することが望ましい。

命題：「AならばB」　　　　　逆：「BならばA」

裏：「非Aならば非B」　　　対偶：「非Bならば非A」

図5-1　逆、裏、対偶

D．要約（S）

　チェンジトークへの要約もOARSの要約（S）と同じである。チェンジトークを並べて概観させることによって、来談者から新たなチェンジトークを引き出せる可能性がある。ただし、チェンジトークだけを集めて要約を行うと、両価性（相反する感情や欲求が拮抗する状態）のバランスを取ろうとする来談者の心理が働いて、「そうですね。でも困ることもあります」という維持トークが発生しやすいので、必要に応じてあらかじめ要約に維持トークを含めることもできる。たとえば「タバコにメリットを感じておられる。一方で、○○、△△とも考えて、やめたい気持ちもある」という具合である。

6 チェンジトークを引き出す積極的な質問法

　両価的な思考や感情をOARSによって明確化し、矛盾を明確化する方法は、それだけでも来談者を行動変容に向かわせる。しかしそれに加え、積極的にチェンジトークを引き出すための質問を用いることによって、行動変容への歩みを加速させることができる。

（1）ソクラテスの質問法

　来談者に物事の意味や感覚を気づかせたり、新たな選択肢を模索させたりする目的で用いられる質問法は、ソクラテスの質問法（Socratic Questioning）と呼ばれ、適度に制約された「開かれた質問」の形をとる（表6－1）［伊藤絵美，2005］。ソクラテスの質問法は、認知行動療法（『第3巻　禁煙の認知行動療法』で解説）の基本的技法でもある。

　たとえば、「喫煙についてどんなことが心配ですか？」と心配にだけ限定して心情を問えば、来談者は喫煙についての「現状維持の不利益」を探索してチェンジトークを発する可能性が高い。通常の開かれた質問（例：「喫煙についてどう思われますか？」）だと、チェンジトークが出てくるか維持トーク（喫煙し続けた方がいい発言）が出てくるか予想がつかない。

　ソクラテスの質問法は、開かれた質問と比べると、多少来談者を誘導する要素が強いため多用することは危険であるが、OARSのみで話題を深めることに行き詰まった場合、ワンポイントで積極的にチェンジトークを引き出すことによって、面接の流れを変えることができる。質問によって引き出したチェンジトークは、前章で述べたEARSの応答をしてさらに増幅していくことができる。

表6-1 ソクラテスの質問法

開かれた質問	ソクラテスの質問法	閉じた質問
○○についてどう思われますか？	○○についてどんな心配がありますか？	○○について心配ですか？
どうなりたいですか？	10年後はどうなっていたいですか？	変わりたいですか？
○○するためにどうしますか？	○○するために、まずどんなことができますか？	○○するための方法がありますか？

（2）尺度化の質問

　積極的にチェンジトークを引き出す質問には、尺度化の質問（Scaling Question）と呼ばれる特別な質問形式が含まれている。尺度化は、思考や感情の強さを客観的に評価する目的で、認知行動療法でもよく用いられる技法だが、動機づけ面接法では、来談者からチェンジトークを引き出すための質問として、より戦略的に用いられる。

　ほとんどが「手順」でない「スタイル」のスキル体系である動機づけ面接法にあって、尺度化の質問だけは、例外的に一定の手順に基づいて行うテクニックである。

A．尺度化数値およびその理由の質問

　尺度化の質問は、1〜10（または0％〜100％）の尺度を用いて、来談者に重要度、自信度やその他の要素を評価してもらう。尺度は、口頭で伝えても、紙に書いた数直線を用意してもよい（図6-1）。口頭で行う場合の具体的な質問の形式は、たとえば重要度なら、「今すぐ禁煙することがまったく重要でないのを0、とても重要というのを10とすると、今のあなたのお気持ちは0から10の中でどれくらいですか？」のように尋ねる。質問によって来談者は、白黒二極化思考している事項について、中間的な程度の存在に気づくことができる。

　特定の値で重要度や自信度を評価してもらったならば、それがもっとも

好ましくない側の数字（あるいは、それよりやや好ましくない側の数字）と異なる理由を尋ねる。たとえば、今すぐ禁煙することの重要度が「5」だと回答があれば、「5ということですが、どうして0ではないのですか？」あるいは「5ということですが、どうして3や4ではないのですか？」と尋ねる。この質問に対して返ってくる回答は、高い確率でチェンジトークである。たとえば、このようなやりとりになる。

治療者「禁煙を始めるにあたって、持っているタバコをすべて処分するのは、あなたにとってとても重要を100％、まったく重要でないを0％とすると、だいたいどのくらいですか？」
来談者「うーん、60％くらいかな‥」
治療者「そうですか。30％とか40％とかでなく、60％くらいあるのはどうしてなんですか？」
来談者「やっぱり、あると吸っちゃう可能性があるからねぇ‥」（チェンジトーク）
治療者「そういうのは避けたいというお気持ちもある‥」
来談者「周りでも、そういう風にしている仲間がいるけど、うまくいかなかったみたいだしね」（チェンジトーク）

　好ましくない方の数字と比較することによって重要度の認識が高まるので、「どうして10ではないのですか？」の質問では逆効果になる。また、「どうして5なのですか？」と完全に開かれた質問で尋ねるのも、多くの来談者で10でない理由を答えることにつながってしまうので好ましくない。たとえば、次のようになってしまう。

治療者「禁煙を始めるにあたって、持っているタバコをすべて処分するのは、あなたにとってとても重要を100％、まったく重要でないを0％とすると、だいたいどのくらいですか？」
来談者「うーん、60％くらいかな‥」
治療者「そうですか。60％なのはどうしてですか？」
来談者「やっぱり、捨てるところまで思い切れないんだよ。安心のために

　　　　　持っていたいのさ」（維持トーク）
治療者「安心のために‥」
来談者「周りの仲間も、そういう風にして、無理なく禁煙した方がいいって言ってるよ」（維持トーク）

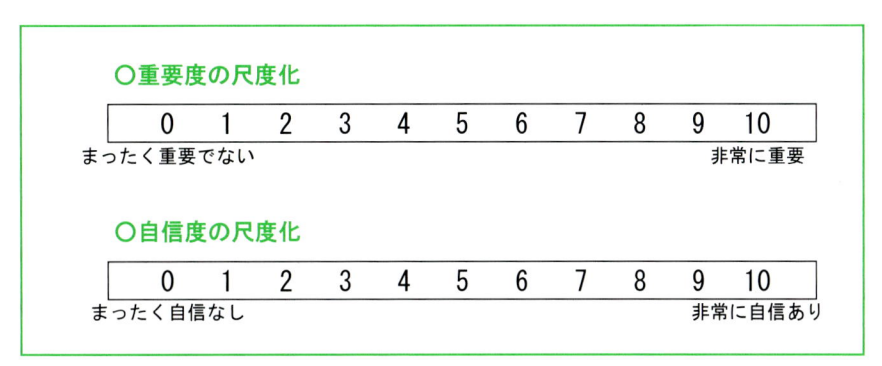

```
○重要度の尺度化
┌─────────────────────────────────┐
│ 0  1  2  3  4  5  6  7  8  9  10 │
└─────────────────────────────────┘
まったく重要でない                    非常に重要

○自信度の尺度化
┌─────────────────────────────────┐
│ 0  1  2  3  4  5  6  7  8  9  10 │
└─────────────────────────────────┘
まったく自信なし                    非常に自信あり
```

図6-1　重要度と自信度の尺度

B．数値を上げる方法の質問

　好ましくない数値と比較する以外に、現在の数値を少しだけ上げる方法を問うことも、自信度に関する対話では有効である。まず、「これから禁煙にチャレンジすると決めたとして、成功する自信がまったくないのを0、ぜったい禁煙できる自信があるのを10とすると、あなたの今の自信の度合いは0から10の中でどれくらいですか？」と尋ね、もし「3」ということであれば、「禁煙できる自信度は0ではなく3だとおっしゃった。それはなぜでしょう？」と理由を尋ねるのもよいが、その代わりに（あるいはその後で）、「その3の自信度を、1か2上げて4か5くらいにするためには、どんな方法や助けがあればいいでしょう？」と、方法を検索させる質問につなげることができる。

　これにより、来談者は「会社でも宣言して、飲み会をしばらく欠席すれば」「前回は禁煙補助薬を途中で中断してしまったので、きちんと飲み続ければ何とかなるかも」など、「変化の自信」のチェンジトークを発する可能性が高まる。尺度化の手順を踏まず単純に「禁煙できるための方法は？」と尋ねるのでは、確実に禁煙できる方法を探そうとしてアイデアが

出にくくなるので、自信度をわずかに上昇させる方法として尋ねることが有用なのである。

C．尺度化のトラブルシューティング

①来談者が意味を取り違える

　禁煙の重要度、自信度について「どうして0でないんですか？」と尋ねてチェンジトークを引き出そうとしても、質問の意味を取り違えて10でない理由（すなわち禁煙しない／できない理由）を話し始める来談者もいる。その場合には、相手の発言を適切に切り上げ、「まったく重要でなくて禁煙するつもりはないのが0ですが、○○さんは0ではなく5だとおっしゃった。その理由は何でしょう？」など、少し詳細な説明を加えて質問をやり直せばよい。

②「0」回答

　あるいは、来談者がはじめの尺度化の質問に「0」と答えてしまうと、「どうして0でないんですか？」の質問が続けられなくなってしまう。そのようなときには、尺度の基準を変えて聞き直せばよい。たとえば、「今すぐ禁煙すること」の重要度が「0」であっても、「この先30年くらいのうちに禁煙すること」や「とりあえず禁煙外来の説明を聞いてみること」の重要度で聞き直せば「0」以外の答えが返ってくる可能性がある。質問の目的は正確な数字の評定ではなく、変わる理由を引き出す足がかりを得ることである。

③重要度の数値を上げる方法の質問

　特定の数値を1か2上げる方法を尋ねる質問は、自信度の尺度では有効だが、重要度の尺度にはあまり有効とは言えない。仮に、禁煙の重要度を「5」と答えた来談者がいたとして、「何があったら、その5が、1か2上がって6か7になりますか？」と尋ねるとすると、返ってくる答えはおそらく、「体に実際に症状が出てきたら」「1箱1,000円になったら」など、少なくともすぐには実現不可能な状況である。

それでは、かえって重要度を下げる結果を招く。

むしろこの場合、逆に「何があったら、その5が、1か2下がって4か3になりますか？」と尋ねると、「平均寿命まで生きたら」「タバコ代にまったく困らなくなったら」など、やはりすぐには実現不可能な状況を答えるだろう。そこから来談者の言葉の論理学的な裏を考え、「平均寿命くらいは生きたい」「今はタバコ代が多少惜しい」と、チェンジトークを引き出す聞き返しをすることができる。

尺度化の質問は、禁煙そのものの重要度や自信度について行えるほか、禁煙治療を受けること、禁煙補助薬を使用すること、チャンピックス錠服用中の自動車運転を避けること、禁煙開始時にタバコを捨てることなど、さまざまな目標行動に対して実施することができる。

（3）重要度に関するチェンジトークを引き出す質問

「第5章　チェンジトークの識別と増幅」の「チェンジトークの種類」（p 62）ですでに述べたように、チェンジトークは重要度、自信度、実行に関する3種類に分類され、重要度に関するチェンジトークはさらに「変化の必要性」「変化の理由」「変化の願望」にわけられる。これに対応してチェンジトークを引き出す質問も、大きく重要度、自信度、実行に関するものにわけられ、さらに重要度に関する質問は「変化の必要性」「変化の理由」「変化の願望」の3種類を引き出す質問に分類できる（表6-2）。ただし、これらの区分を厳密に行うことは臨床上必要ないし、目標とする以外のチェンジトークが引き出されることもあって、それはまったく問題ない。あくまでも以下は質問群を説明するための分類である。

表6-2 チェンジトークを引き出す質問

重要度に関するチェンジトークを引き出す質問		
「変化の必要性」を引き出す質問		「どうなる必要があるんでしょう？」 「それには何が必要なんでしょうね？」 「それはどのくらいまずいんでしょう？」
「変化の理由」を引き出す質問	「現状維持の不利益」を引き出す質問	「どうして禁煙しようと思うんですか？」 「このまま吸い続けたとして、考えられる最悪の結果は何でしょう？」 「タバコを吸い続けることについて、どんなことが心配ですか？」 「禁煙することの重要度は5ということですが、どうして0ではないのですか？」
	「変化の利益」を引き出す質問	「禁煙したらどんなメリットがあるでしょう？」 「もし今晩奇跡が起きて完全に禁煙できてしまったとします。明日、何によって変化に気づくでしょう？」 「もしやめたとしたら、娘さんは何と言ってくれそうですか？」 「それだけのお金が浮いたら何に使えるでしょう？」 「禁煙したらどのような体の変化があると思いますか？」
「変化の願望」を引き出す質問		「タバコについて、どういう風にできたら理想ですか？」 「吸い始める前の自分と今の自分を比べて、どう感じますか？」 「今から10年後に、自分の人生がどのようになっていたらいいと思いますか？」
自信度に関するチェンジトークを引き出す質問		
「変化の自信」を引き出す質問		「吸わないでいた3日間は、いったいどんな風に過ごしていたんですか？」 「禁煙するために、多少なりとも役立ちそうな方法というと何になるでしょう？」 「禁煙できる自信度が3ということですが、なぜ0ではないんでしょう？」 「その3を1か2上げるためには、何があればいいでしょう？」
実行に関するチェンジトークを引き出す質問		
「変化の表明」を引き出す質問		「さて、これからタバコはどうしましょう？」 「禁煙することについて、今はどんなお気持ちですか？」 「禁煙するとして、まず、最初にできることは何でしょう？」

A．「変化の必要性」についての質問

　重要度に関するもののうち、「変化の必要性」に関するチェンジトークを引き出す質問には、

「どうならないといけないんでしょう？」
「どのくらい深刻なんですか？」

などがある。このような質問によって、来談者は「変わることは重要」「変わらなければいけない」という発言をする可能性が高まる。

B．「変化の理由」についての質問

　「変化の理由」に関するチェンジトークを引き出す質問は、さらに「現状維持の不利益」を尋ねる質問と「変化の利益」を尋ねる質問に分けることができる。もちろんこれらの区分を厳密にする必要はない。

①「現状維持の不利益」を尋ねる質問

　現状のままでいることによる不利益は、治療者が脅すスタイルで教示するよりも、質問の形で来談者に明確化させる方が抵抗は少なく、なおかつ長期的な動機の維持に寄与する。このような質問にはたとえば、

「どうして○○をやめようかと思うんですか？」
「このまま続けたとして、考えられる最悪の結果は何でしょう？」

などがある。これにより来談者は、「△△が困るからやめようと思う」「このままだと□□になる」というチェンジトークを発するかもしれない。

②「変化の利益」を尋ねる質問

　「変化の利益」に関するチェンジトークを引き出す質問は、

「もし○○をやめられたら、どんなメリットがあるでしょう？」
「もし今晩奇跡が起きて変われたとします。明日、何によってその変化に気づくでしょう？」

などである。これらの質問により、「やめたら△△できる」「もう□□しないですむ」という発言が引き出せる可能性がある。変化するメリットを治療者が教示する従来式の禁煙指導法では、正したい反射によってかえってメリットを否定する言動を来談者から引き出してしまう可能性があるが、質問の形で来談者に案出させるようにすることでその危険を回避できる。

　最後の例のように、奇跡的に変化が成し遂げられたとの仮定で、その後の状況をイメージさせる質問形式は、奇跡の質問（Miracle Question）とも呼ばれる。もともと解決志向アプローチ（Solution Focused Approach）という心理療法の中で頻用されていた技法で、来談者に変化後の状態を明確化させるのに役立つ。奇跡の質問をここでは「変化の利益」を尋ねる質問に分類したが、変化後のイメージは、「変化の自信」を高める働きも大きい。

　前述の重要度に関する尺度化の質問も、「変化の理由」に関する質問の一形態であるとも言える。まず重要度を尺度化する質問によって特定の数字を答えさせ、次に好ましくない数字からの差異を尋ねることによって、「現状維持の不利益」「変化の利益」いずれかのチェンジトークが引き出されうる。

C．「変化の願望」についての質問

「変化の願望」に関するチェンジトークを引き出す質問は、

「○○について、どういう風にできたら理想ですか？」
「昔の自分と今の自分を比べて、どう感じますか？」
「今から10年後に、自分の人生がどのようになっていたらいいと思いますか？」

などである。過去を振り返って現在と比較したり、将来を見通したりする質問は、「変化の願望」を引き出すひとつの方法である。これらの質問により、来談者は「△△できたらいい」「□□になれたらいいと思う」などの答えを発するかもしれない。

（4）自信度に関するチェンジトークを引き出す質問

　質問によって「変化の自信」のチェンジトークを引き出すことができる（表6-2；p74）。たとえば、過去の部分的な成功体験や、不十分であっても変わるための助けになりそうなことに焦点を当て、

「以前にちょっとでもうまくいったときには、どんな風にしていたんですか？」
「もし変わるとしたら、どんなことが多少でも助けになりますか？」

と尋ねることができる。これにより来談者は、「△△すれば少なくとも最初はうまくいくかもしれない」「□□があれば多少は何とかなる」という回答をする可能性が高い。
　限定的であっても過去に何らかの成功体験（例：数日間の禁煙）があれば、そのときに取っていた手段や行動などを問うことによって、自信が形成されていく。一般論として、重要度についての会話では将来の話題、自信度についての会話では過去の話題が有効である。
　部分的な成功体験を明確化しようとするとき、多くの来談者は、限定的な行動変容を失敗体験としてのみ認識する傾向があるので、「ちょっとでもうまくいったとき、どうでしたか？」などのように、部分的な成功に焦点を当て、かなり控えめに表現することが肝要である。単純に「うまくいったとき、どうでしたか？」と聞くと、完全な成功以外は失敗であるという自己評価から、「いや、うまくいかなかったんです」という返事が返ってきてしまうことがある。

禁煙の動機づけ面接法　77

同様に、変化を成し遂げるための手段を尋ねて自信度を上げようとするときにも、「どんなことが『多少でも』助けになりますか？」というふうに、効果が確実な方法でなくても口にしやすい質問にするとよい。ここでいう「多少でも」は、前々節で述べた尺度化の質問における「１か２上げるためには」という文言と同じ効果を持つ。質問の主目的は主観的な自信度を上げることであって、行動変容を実現させる完璧な手段を案出させることではない。行動変容を多少なりとも容易にする手段を複数案出させることによって、主観的な自信度を上昇させることができる。

（5）実行に関するチェンジトークを引き出す質問

　面接のある時期に、変化の重要度や自信度を高めるだけの段階から、変化への具体的行動を強化することが有効になる段階が訪れる。後者の段階の兆候としては、

- チェンジトークの増加
- 抵抗の減少
- ある種の結論への到達
- 変化に対する質問
- 将来の展望
- 予備的なチャレンジ

などがある［ミラー WR 他, 2007］。このような段階に使われるのが、「変化の表明」を引き出す質問である（表６－２；p 74）。この質問は、鍵となる質問（Key Question）とも呼ばれる。「変化の表明」を引き出す質問には、たとえば、

- 「さて、これから○○はどうしましょう？」
- 「今、○○について、どのようにお考えですか？」
- 「まず、何から変えようとお考えですか？」

- 「○○について、試してみてもいいと思うのはどんな方法ですか？」
- 「そのためには、どんな練習をすればいいのでしょうか？」

などがある。ある程度重要度と自信度が高まっていれば、これらに対する答えは、「△△します」「まず□□から始めてみようと思います」などだろう。面接において機が熟したところで、それまでの内容を要約してから、これら質問を投げかけることによって、来談者は行動変容への決意を固め、その第一歩を踏み出しやすくなる。

本章のまとめとして、目標となるチェンジトークから、逆にそれを引き出すための質問を考える**クイズ3**を出題する。来談者が提示されたチェンジトークを発することを誘導するような質問を考える練習をされたい。

クイズ3　チェンジトークを引き出す積極的な質問

来談者から次のチェンジトークを引き出せるような質問の文言を考えなさい。
（解答は本章末：p80）

例題：「禁煙したら娘が喜びます」
例題の解答例：禁煙したら、どんなことがよさそうですか？

1. 「禁煙できたらいいと思います」
2. 「父のように心筋梗塞で倒れるのが心配です」
3. 「ちゃんと通院すれば禁煙できるかもしれません」
4. 「今日帰ったら、タバコを処分します」
5. 「吸ってるとけっこうまずいかもしれません」
6. 「禁煙したら、毎月の使えるこづかいが増えます」
7. 「肺がんになる可能性はあるでしょうね」
8. 「だんだん禁煙の気持ちが固まってきました」
9. 「5年後には禁煙できていたらいいですね」
10. 「健康にいいし、お金も余裕ができて、吸う場所を探す無駄な時間も必要なくなるよ」

クイズ3の解答（解答例）

1. タバコについてどんな希望ですか？
2. 吸っていて気になることは何ですか？
3. どんなことが○○さんの禁煙に役立ちそうですか？
4. 禁煙を始めるにあたって、まずできることは何でしょう？
5. このまま吸い続けると、どのくらいまずいんでしょう？
6. 禁煙すると、どんなメリットがありそうですか？
7. 吸い続けると、最悪どんなことが起こりそうですか？
8. さて、今タバコについてどんな風に考えていらっしゃいますか？
9. タバコについて、5年後にはどうなっていたらいいと思いますか？
10. ○○さんが禁煙した方がいい理由を3つ挙げると何になるでしょう？

7 抵抗への応答

（1）不協和と維持トーク

　禁煙できない理由を挙げ連ねたり、治療者に敵意を示したりする来談者の言動を抵抗（Resistance）と呼ぶ。チェンジトークが面接をそのまま進めてよいことを示す青信号であるとすれば、抵抗は、面接のスピードや方向性に何らかの変更が必要であることを示す赤信号である。ただし、抵抗は治療者または行動変容に対抗する活力の存在を意味するので、むしろ治療の中で抵抗があることは、治療者の働きかけに無反応である状態よりも良い予後を示唆する。

A. 関係性に由来する現象

　抵抗は、チェンジトークと同様に、治療者と来談者の関係性に由来する現象であり、来談者の問題であるとともに治療者の技術的な問題である。治療者が面接のスタイルを変化させることによって、来談者の抵抗は増大したり減少したりする。抵抗を増やせば増やすほど行動変容から遠ざかり、減らせば減らすほど行動変容に近づく。言い換えれば、治療のスピードや方向性が適切であるかどうかの情報をフィードバックしてくれる重要な指標が抵抗なのである。

　なお、ミラーとロルニックによる最新版の教科書［Miller WR et al, 2012］では、来談者の問題であるかのように聞こえる抵抗という言葉を削除して、不協和と維持トークだけで解説を行っている。本書では、不協和と維持トークに共通する内容の解説を行うときに、便宜的に抵抗という表現を使用する。

B. 不協和とは？

　抵抗は、不協和（Discord）と維持トーク（Sustain Talk）に分類される。不協和は、主として治療関係に対する抵抗で、来談者がその場の面接を継続していきたい気持ちと打ち切りたい気持ちの間で揺れ動く両価性（相反する感情や欲求が拮抗する状態）に起因している。不協和には、否定（Denying；問題の存在や責任を認めず提案を拒否する）、議論（Arguing；治療者への疑念を表明する）、中断（Interrupting；治療者の言葉を遮る）、無視（Ignoring；治療者に対する無視）がある。これらはさらに細分類することもできる（表7−1）。しかし同じ言葉であっても面接状況によって意味が変わったり、複数の意味を持ったりすることもある。したがって分類を厳密に記憶する必要はなく、理解を助けるための整理だと考えていただきたい。

表7-1　不協和の種類

ミラー&ロルニック『動機づけ面接法 基礎・実践編』2007（星和書店）p64を改変

否定（Denying）：問題の存在や責任を認めず提案を拒否する	
非難 Blaming	問題を他者のせいにする
	「夫も息子も吸っているし、今の家にいる限りは無理」 「売ってるから悪いんだ。そんなにやめさせたいなら、販売禁止にしてみろ」
不同意 Disagreeing	代替案を示さず治療者の提案を否定する
	「それが役立つとは思えません。余計に吸いたくなります」 「そうですね。でも、そういうやり方は好きじゃありません」

議論（Arguing）：治療者への疑念を表明する	
挑戦 Challenging	治療者の話に疑念を表明する
	「○○先生はそれと逆に言っていた。どっちがウソですか？」 「現にストレス解消になっているのに、信じられるわけがないでしょう」
価値下げ Discounting	治療者個人の権限や専門性に疑念を表明する
	「あなたに私の人生をとやかく言われる筋合いはない」 「私と同じ病気の患者の禁煙治療をした経験があるんですか？」
敵意 Hostility	治療者に敵意を表す
	「あなたみたいな人間になるくらいなら、吸っていた方がまし」 「何でもお見通しということですか。ご立派ですね」

中断（Interrupting）：治療者の言葉を遮る	
言いかぶらせ Talking Over	治療者の話に割って入る
	（話の途中から）「そんなことは言われなくても分かっている！」 （話の途中から）「了解、了解」
遮断 Cutting Off	治療者を黙らせる
	「もう、それ以上うるさいことを言ったら、帰ります」 「説明なんかいらないから、パッチだけくれ。忙しいんだ」

無視（Ignoring）：治療者を無視して従わない	
上の空 Inattention	治療者に注意を向けない
	「はい、はい」
無応答 No Answer	治療者の問いかけに関係のない反応をする
	（喫煙状況の問いかけに）「酒は飲みません」
無反応 No Response	治療者の問いかけに何の反応も示さない
	「‥‥」
脱線 Sidetracking	話の方向を意図的に変える
	（脈絡なく）「あ、今日は血圧測って帰ろうかな」

C. 維持トークとは？

　維持トークは、行動変容に対する抵抗で、行動変容と現状維持の間で揺れ動く両価性に起因する。チェンジトークに対応して、「現状維持の必要性／変化の必要性なし（Need for Sustaining/No Need for Change）」、「現状維持の理由／変化の理由なし（Reason for Sustaining/No Reason for Change）」、「現状維持の願望（Desire for Sustaining）」、「現状維持の表明（Commitment to Sustaining）」に分けられる（表7-2）。明確な区分ができない場合があることや、複数の意味を持つ場合があることなどは、チェンジトークや不協和と同じである。

表7-2　維持トークの種類

行動変容の重要度に関する維持トーク	
現状維持の必要性／ 変化の必要性なし Need for Sustaining/ No Need for Change	「食後の一服はどうしてもなくせませんよ」 「この年でいまさら禁煙しても遅いでしょ」
現状維持の理由／ 変化の理由なし Reason for Sustaining/ No Reason for Change	「タバコをやめたら、かえってストレスがたまって早死にします」 「吸っていてもいなくても、がんになるときはなる」
現状維持の願望 Desire for Sustaining	「好きなものをやめてまで、長生きしたいとは思っていません」 「今でも一息ついたとき、吸ってみようかなと思います」
行動変容の自信度に関する維持トーク	
変化の自信なし Inability to Change	「何回やってもどうせできません」 「飲み会に行くと、どうしても我慢できません」
行動変容の実行に関する維持トーク	
現状維持の表明 Commitment to Sustaining	「絶対にやめるつもりはない。太く短く生きるんだ」 「本数を減らしていく方法でやっていきます」

D. 文脈による変化

　同じ言葉が、状況や会話の文脈によって、チェンジトークにも抵抗にもなりうる。たとえば来談者が、「もう大丈夫だから放っといて」と言うのは、行動変容継続の自信に裏打ちされたものならチェンジトーク（変化の自信）だろうし、治療者への拒絶や、実情を伴わない過信によるものなら不協和（遮断）あるいは維持トーク（変化の必要性なし）だろう。「そのうち禁煙します」というようなあいまいなチェンジトーク（変化の表明）も、「今は禁煙しない」という維持トーク（現状維持の表明）とらえることが適切である場合もある。治療の中断や禁煙補助薬の中断を申し出る来談者の言動などは、チェンジトークなのか抵抗なのかを注意深く見極める必要がある。

（2）不協和の原因

　不協和は、

・希望や目標の相違
・進行速度の相違
・役割認識の相違
・転移と逆転移

といった原因によって起こる。それぞれについて以下に解説する。
　代表的な不協和の原因は、治療者と来談者の希望や目標に差があることである。どちらの希望をどのように満たすかについて、治療者と来談者の間で主導権争いが起こると、治療者からは不協和と認識される。たとえば、すべての状況での完全禁煙を勧める治療者に対して、酒の席で吸うくらいは例外とするゴールを設定している来談者が示す抵抗がこれにあたる。
　希望や目標が一致している場合であっても、治療者が求める変化の速度と、来談者の準備状態が一致しないと、不協和が生まれる。たとえば、禁

煙の開始について来談者がまだ均衡的な両価性状態にあるときに、治療者が一方的に禁煙開始日の設定を迫ったり、具体的な禁煙方法のアドバイスに終始したりしても、来談者は提案を拒絶したり上の空で聞いていたりする可能性が高い。

　治療者と来談者の関係性において、役割に関する合意が得られないことも、不協和の原因の一つである。たとえば禁煙外来において、禁煙補助薬等の提供のみを治療者に求めている来談者に対して、治療者が事細かな指示や命令を行って患者管理しようと試みれば、治療関係に大きな不協和を生じるだろう。

　役割合意の問題に含まれるが、来談者と治療者の転移（治療者に対する来談者の無意識な感情）および逆転移（来談者に対する治療者の無意識な感情）から生じる不協和もある。来談者が治療者に過度の期待を持ちその期待がかなわなかった場合や、治療者が来談者の治療逸脱行動（例：予約時間の遅刻、すっぽかし、指示の無視）に無力感や怒りを感じて冷静な対応ができなくなった場合等に、不協和が生じる。

　どのような原因によって生じた不協和であっても、治療契約のもとに専門家として面接を継続している以上、不協和に対する第一義的な責任は治療者にある。治療者には来談者の不協和を減じ、治療への悪影響を最小限に食い止める努力をする義務がある。その努力を行わず、不協和を来談者の問題だと切り捨てるのは、専門性の放棄と言えるかもしれない。

（3）不協和への応答

A．追従と共感

　不協和への応答として基本になるのは、来談者の話を追従して、共感的に面接を進めることである。不協和は治療関係に対する抵抗であるから、これがある場合には、最終的な標的行動の強化に入る前に、まず面接を継続するという来談者行動の強化を主眼に置く必要がある。すなわち、チェンジトークであっても抵抗であっても、あまり区別なく来談者の言葉を是

認し、聞き返しによって来談者の感情や価値観を明確化していく。そのようにすることによって、来談者の言語行動全体を強化していくことができる。増加した言語行動の中からチェンジトークを選択的に強化するのは、その後の過程で必要になることである。このような過程（Process）については、「第8章　動機づけ面接法の戦略」の「（1）4つの過程」（p108）で詳述する。

　不協和として、来談者が治療者に対する疑念や敵意を向けてきたときには、疑念や敵対心を感じていること自体を聞き返したり、その背景にある感情や人間観などを明確化していったりすればよい。たとえば、下記のようになる。

来談者「先生は、私と同じ病気の患者の禁煙治療をした経験があるんですか？」
治療者「私の治療経験が気になって、任せられるかどうか不安に思っていらっしゃるんですね」

来談者「あなたみたいな人間になるくらいだったら、吸っていた方がまし」
治療者「私のような、人を正そうとか従わせようとかする人間を軽蔑されているんですね」

　また、来談者が治療者の話を遮ったり、治療者を無視したりする場合には、無理に治療者から話しかけようとせず、穏やかな表情で沈黙を守り、来談者が何らかのコミュニケーション行動を取ったときだけ応答してその行動を分化強化するのも良策である。たとえば、視線を投げかけてきたら微笑みを返し、何らかの発話をしてきたときには相づちや「ほう」「なるほど」などの言葉を返す。

　この際のポイントは、最終的な行動変容目標を意識しながらも、直接その目標に向かって分化強化を行うのではなく、段階的目標を設定して、それらに向けて順次分化強化を行っていくことである。たとえば、最終的な目標が禁煙だとしても、まず分化強化しなければならないのは、面接を継続させ何でもいいから来談者に発話させることである。来談者発言が十分

に強化された後に、矛盾を明確化して来談者の正したい反射を生起させたり、チェンジトークを分化強化したりする戦略的な介入を注意深く徐々に加えていく。これはちょうど、路面の凍結した滑りやすい道を自動車で運転していてスリップしそうになったときに、始めはハンドルをあえてスリップする方向に向け、そこから徐々に正しい方向に切るようにするとよいのに似ている。

B. 自律性の強調

　不協和は、時として説得に対する警戒に起因している（心理的抵抗）。治療者が権威的説得や行動変容の強制を行えば、それに対する反応として不協和が起こるし、行っていなくても、「タバコ」「禁煙」というような言葉が出てきただけでも多かれ少なかれ警戒心が発生する。したがって、面接の初期に不協和が強い場合には、行動変容の選択権が来談者にあることを強調するのが有効である（自律性の強調；Emphasizing Autonomy）。たとえば、次のような応答である。

来談者「そうですね。でもそういうやり方は好きじゃありません」
治療者「ひとつの例を出しただけです。○○さんが嫌だというやり方を無理矢理させることはできません」

来談者「売っているから悪いんだ。そんなにやめさせたいなら販売禁止にしてみろ」
治療者「やめるかどうかは○○さんの選択ですから、自由にお決めいただいてかまいません。今お尋ねしたいのは、普段どんなことを考えながら吸っているのか、ということなんですが」

C. 焦点ずらし

　治療者への疑念表明として、困難な問題についての質問を来談者が投げかけてきたようなときには、その質問に直接答えようとする代わりに、も

う少し取り組みやすい問題に焦点をずらす（Shifting Focus）ことが有効である。たとえばそれは次のようなやりとりになる。

来談者「○○先生はそれと逆に言っていた。どっちがウソですか？」
治療者「異なる見解に白黒をつけることも意味があると思います。しかし今重要なのは、あなた自身のご希望や理想だと思います。それについて少しお話しいただけませんか？」

D．謝罪

　治療者の不用意な発言によって不協和が起こった場合には、治療者が自らの発言について素直に謝罪（Apologizing）して、関係修復を図ることも有効である。たとえ明確な非がない発言であっても、来談者を不快な気分にしたのであれば、まず気分を害したことについての謝罪をしてから、共感的応答や焦点ずらしなどに移行していくのが建設的である。たとえば次のようになる。

治療者「タバコを吸うのは、それ自体で依存症だと言われています」
来談者「冗談じゃないわよ。私は自分のことを依存症だなんて思ったことはないわ！」
治療者「ごめんなさい。今申し上げたのは一般論です。何かレッテル貼りをされたようなご気分にさせてしまったのであれば謝ります」
来談者「でも、そんな風に聞こえるわよ」
治療者「依存症だなんて言われると、何か腹立たしい感じになるんですね」
来談者「そうよ。自分が病気だなんて言われて気分のいいもんじゃない」
治療者「ご自分がもし病気だったりしたら嫌なんですね。それはどうしてですか？」
来談者「そりゃ、健康は大事だからね。私は今倒れるわけにはいかないのよ」

E. 無視や退席への対処

　ときとして、来談者は問いかけに答えず沈黙を続けたり、話を切り上げて退席しようとしたりする。治療者やその場の状況に敵意を抱いている場合もあるだろうし、不安が高まって萎縮している場合もあるだろう。

　このようなとき治療者は、沈黙を回避しようと焦り、反応のない来談者に質問や聞き返しを連発しがちだが、それはかえって逆効果である場合が多い。来談者が沈黙しているときには、表情を穏やかに保ちつつ治療者も沈黙を守り、沈黙した空間を共有することがまず必要であろう。そのことが、沈黙を続けることも自由だし、話し始めることも自由だという選択権の保証になり、逆説的に話し始める可能性を高める。直接「沈黙を続けることも自由だし、話し始めることも自由」と伝えるのもよいが、その際、"勝手にしろ！"というような叱責と取られないよう、表現のニュアンス、イントネーション、表情等に気を遣うべきである。

　沈黙している来談者から発話を引き出すためには、好子（正の強化子）を提示して来談者の発話行動を強化するという視点が肝要（あるいはすべて）である。面接の場での好子は、治療者の応答である。沈黙を続けている来談者であっても、治療者がそれにつきあって沈黙を保っていると、気になって治療者の方をチラチラ見たり、体を動かしたりする。当初、治療者は沈黙している来談者を直視せず、視野の片隅で観察し続ける。来談者が治療者を見る動作があれば、視線を合わせてほほえみ、来談者が体を動かす動作があれば、それに似せて体を動かす。来談者咳払いでもため息でも、何らかの音声を発すれば、治療者も何らかの発声をして応ずる。このような強化の繰り返しによって、来談者の発声は促される。

　来談者が沈黙しているときに治療者がさまざまな発話を繰り返し、来談者がわずかでも発話したときに治療者が無発声のスタイルを取るのでは、強化のポイントが逆で、来談者の発話行動は弱化されていく。

　沈黙を共有したのちに、発話行動を強化され、来談者が、

「どうして先生はずっと黙っているんですか？」
「何も話したくない」

などと伝えてきてくれれば、ようやく会話の足がかりができたことになる。「A．追従と共感」(p86)で述べたように、そのように発言している来談者の感情や欲求に焦点を当てた聞き返しをすればよい。すなわち、

「相手が黙っていたら、何か話しかけるのが普通だろうって思う‥」
「すごく疲れていて話すのがだるい‥」

などと応じて、さらに来談者からの発話を引き出すように努める。もちろん、一度だけの聞き返しで活発な会話が始まることはまれである。聞き返しの後にまた沈黙が続けば、沈黙の共有とわずかな来談者行動の強化を続ける。

　面接の場を途中退席しようとする来談者に対しても、対応方法は共通している。まず退席することの自由を保証した上で、退席するという行動や、退席時に来談者が発する言葉に対して、追従的な聞き返しを試みる。すなわち、

「ここでの話は、○○さんを不愉快にさせてしまいましたでしょうか‥」
「何か、時間の無駄のように思えてきたんですね‥」

などの聞き返しになるだろう。

（4）維持トークへの応答

A．増幅した聞き返し

「第4章　基本技法〜OARS」のうち、「(2)聞き返し」の「E．聞き返し文言の構成方法」の「⑤聞き返し強度の調節」(p51)で述べた通り、来談者の言動に対して、治療者が強めの表現で聞き返せば、その過大表現に対する正したい反射が起こって、来談者は言動を修正または否定したく

なる。この原理を応用して、面接中に来談者から維持トークを投げかけられたときに、戦略的に治療者が強めの聞き返しを行うことによって、来談者に維持トークを否定させたり、反対のチェンジトークを引き出したりすることができる。意図的にこのような目的で行われる聞き返しを、増幅した聞き返し（Amplified Reflection）という。増幅する対象は、①状況、②将来、③因果関係、の3種類がある。

①状況の増幅

状況の増幅は、来談者が述べる何らかの状況を、具体化しつつ適度に誇張して表現することを指す。たとえば次のようなやりとりになる。

【例1】
来談者「仕事でイライラすると、どうしても吸ってしまいます」（維持トーク）
治療者「吸わないと、誰かを殴っちゃったりとか‥」（増幅した聞き返し）
来談者「いや、そこまでではありません」（維持トークの否定）

【例2】
来談者「タバコなしでは何もできない」（維持トーク）
治療者「禁煙したら、ご飯も抜いて、お風呂も省いて‥」（増幅した聞き返し）
来談者「いえ、禁煙しても日常生活くらいはできるわ」（維持トークの否定）

状況をどの程度誇張して表現するのが適切かは、ケース・バイ・ケースである。誇張が足りないと、正したい反射が起こらず来談者は聞き返しに同意してしまう。逆に誇張が強すぎると、来談者は皮肉られたという印象を持ってしまい、その後の治療関係に支障をきたす。増幅した聞き返しを行うときには、来談者の反応に注意しつつ誇張の程度を調節する必要がある。それまでの面接において十分に信頼関係が築

けていれば、かなり強い誇張であっても皮肉とは取られない可能性がある。

　治療者が増幅した聞き返しを多用していると、来談者の警戒心が高まり、本来なら適切な低度の誇張であっても皮肉と受け取られてしまう場合がある。したがって、増幅した聞き返しは連用せず、ここぞというときに限定して使用すべきである。

② 将来の増幅

　将来の増幅とは、特定の状況が継続する期間を具体化して聞き返すことを指す。たとえば次のようになる。

来談者「仕事でイライラすると、どうしても吸ってしまいます」（維持トーク）
治療者「じゃ、イライラするたびに、ずっと‥このまま定年まで吸い続ける‥」（増幅した聞き返し）
来談者「いや、もう少し早く禁煙したいとは思います」（維持トークの否定）

　この例では、仕事のイライラを喫煙の理由にしているので、期間を明確化するために「定年」という言葉を用いるのが自然であるが、もし来談者が「元気なうちは吸い続けるつもりだ」と状況の変化を行動変容の条件にしている場合には「健康診断でがんが見つかるまで吸う‥」と状況の変化を増幅することもできるし、来談者が「もうしばらく吸うつもり」とあいまいな時期を提示するならば、来談者が想定していると推定される期間よりやや長めを選んで「あと〇〇年は吸うつもり‥」などの増幅ができる。①の状況の増幅と同様に、誇張が足りないと正したい反射が起こらず、誇張が強すぎると来談者から皮肉と取られる。適切な誇張の程度を手探りで見つけていく必要がある。

③ 因果関係の増幅

　因果関係の増幅とは、「〇〇だから、△△は仕方ない」というよう

に現状維持の理由（責任転嫁）を述べ立てる来談者発言に対して、その理由が現状維持を引き起こす100％の原因であるというニュアンスの誇張を行うことを指す。たとえば、次のようなやりとりになる。

来談者「仕事でイライラすると、どうしても吸ってしまいます」（維持トーク）
治療者「仕事が吸わせる‥」（増幅した聞き返し）
来談者「いや、休みの日にも吸ってますから、仕事だけが理由じゃないですけどね」（維持トークの否定）

このように、言い訳を主語として「○○が△△させる」という文体で聞き返しを行うと、因果関係を簡潔に表現できる。「○○すると、かならず△△する」という聞き返しも増幅した聞き返しの一種だが、因果関係よりも事象の発生確率に焦点が当たることになる。たとえばこれは次のようなやりとりになる。

来談者「仕事でイライラすると、どうしても吸ってしまいます」（維持トーク）
治療者「仕事でイライラすると、かならず吸う‥」（増幅した聞き返し）
来談者「吸わないときもあります」（維持トークの否定）

B. 視点の変更　その1〜行動変容に向かう要素の抽出

　来談者の発言に、治療者が異なった見方や意味づけを加えて返すことを、視点の変更（Reframing）と呼ぶ。解決志向アプローチという心理療法でもともと使われてきたが、動機づけ面接法でも、維持トークへの応答手段として多用される。動機づけ面接法においては、視点の変更はほとんど聞き返しの形式を取るので、視点の変更を複雑な聞き返しの一形態と見なすこともできる。

　視点の変更には、維持トークから行動変容に向かう要素を抽出する方法と、維持トークの中に存在する来談者の価値判断を明確化する方法の2種

類がある（表7－3）。

　来談者の維持トークから行動変容に向かう要素を抽出する方法から説明する。変わりたい気持ちと変わりたくない気持ちが併存する両価的な状態

表7－3　視点の変更の種類

行動変容に向かう要素の抽出		
①言い訳発言から懸念発言への変換	来「○○だから問題ない」→ 治「懸念があるから○○にしている」	
	例：来「私は、依存症というほどではありません」→ 　　治「依存症だったら嫌だなと」	
②不可能発言から願望発言への変換	来「～できない」→ 治「～したい」	
	例：来「吸いたくなると我慢できない」→ 　　治「吸いたくなっても我慢できるようになれたらいい‥」	
③論理学的裏への変換	来「○○だから～できない」→ 治「○○でなければ～できる」	
	例：来「このまま何回やっても禁煙は無理」→ 　　治「何か方法を工夫する必要がある‥」	
価値判断の明確化		
①不可能発言から好き嫌い発言への変換	来「～できない」→ 治「～するのが嫌い」	
	例：来「自費での治療は受けられません」→ 　　治「禁煙にお金を使うのが嫌なんですね」	
②二者択一発言への変換	来「○○だから～できない」→ 治「○○と～できるのでは○○が大事」	
	例：来「健康に悪いのはよく分かっているけど、気分を軽くしてくれるからやめられないのよ」→ 　　治「健康よりも気分を取りたい‥」	
③両立可能発言への変換	来「○○だから～できない」→ 治「○○と～できるのは両立できる」	
	例：来「本当に禁煙したいんですが、仕事の情報収集で喫煙室に行って吸ってしまうんですよ」→ 　　治「喫煙室の情報収集と禁煙は両立できそう‥」	

にある来談者の言動は、チェンジトークか維持トークかの判別をすれば維持トークと見なされるようなものであっても、100％の維持トークではなく、その中にチェンジトークの要素を含む場合がある。来談者がそういったチェンジトークの要素を含む維持トークを発したときには、視点を変更しチェンジトークの要素だけを明確化することによって、来談者から実際にチェンジトークを引き出すことができる。

　この視点の変更は、基本技法の聞き返しの項目で述べた、意味の明確化、感情の明確化、価値観の明確化と重複する部分が大きい。表層的な事象は現状維持に指向していても、意味や感情、価値観は行動変容に指向している場合が多いからである。

　維持トークに対して、意味、感情、価値観を聞き返していくことを考えるだけでも、多くの場合視点の変更になる。その中でも、①言い訳発言から懸念発言への変換、②不可能発言から願望発言への変換、③論理学的裏への変換は、パターンとして習熟できる代表的な抽出方法である。

①言い訳発言から懸念発言への変換

　「言い訳発言から懸念発言への変換」は、現状維持の言い訳として「○○だから問題ない」と述べている維持トーク（現状維持の無害）に対し、「懸念があるから○○にしている」または「○○について懸念している」との視点で聞き返す視点の変更である。たとえば、既出の表4−2（第4章；p31）の面接における次のやりとりがこれにあたる。

来談者2「えーっと、1ミリを1日5〜6本ですしね。女房にもこのくらいは許してもらってますよ。私はお酒が飲めないんでね」（維持トーク）
治療者3「何か気になることもあって、種類や本数を調節しているんですね」（懸念発言への変換）
来談者3「まあ、まだ子供も小さいし、副流煙っていうんですか、周りにも害があるっていうのも承知はしてるんで」（チェンジトーク）

この視点の変更は、「1ミリを1日5〜6本（だから問題ない）」という言い訳の維持トークの中から、「問題があったら嫌」というチェンジトーク（現状維持の不利益）の要素を抽出している。この方法は、タバコの種類や本数の話題以外に、

「家の中では吸わないから平気」
「吸った後に歯磨きをしているから口臭は大丈夫」
「毎年肺がん検診を受けているので問題ない」

等、喫煙の害を矮小化するさまざまな言い訳に有効である。この視点の変更が有効なのは、喫煙継続によるリスクを完全になくせる対策はないからである。リスクを減じたとしても懸念は残るので、この懸念を増幅する戦略が成立する。
　また、この方法によって、来談者の「問題ない」と発言している状況が本当に問題ないのかどうかという、事実関係もしくは医学知見の論争に陥ることを防げる。医学知識によって来談者を論破することは容易かもしれないが、それによって来談者が行動を変える可能性は低い。

②不可能発言から願望発言への変換

　「不可能発言から願望発言への変換」は、来談者の「行動変容が不可能」という維持トークを「行動変容への願望」に置き換えて聞き返す視点の変更で、たとえば次のようなものである。

来談者「仕事でイライラすると、どうしても吸ってしまいます」（維持トーク）
治療者「イライラしても、何とか禁煙を続けられたらと思う‥」（願望発言への変換）
来談者「そうなんですよ。そういうときでも吸わないでいられたらいいんですけど」（チェンジトーク）

この視点の変更は、来談者の「禁煙できない（＝吸ってしまう）」発言の背景に存在する「禁煙したい」願望を聞き返す感情の聞き返しである。一般的に、行動変容の課題について「不可能だ」という意味の維持トーク（変化の自信なし）が聞かれたときには、それを「～したい」という文言に置き換えて聞き返すことができる場合が多い。聞き返しに対して来談者が「～したい」との発言を続ける可能性が高いが、その「～したい」は取りも直さずチェンジトーク（変化の願望）である。

③論理学的裏への変換
　「論理学的裏への変換」は、「第5章　チェンジトークの識別と増幅」における「（3）チェンジトークの増幅～EARS」の「C. 聞き返し」（p65）でも述べた方法で、論理学でいう裏の命題へ変換しながら聞き返すことを指す。

　論理学でいう裏の命題とは、「AならばB」に対する「非Aならば非B」という命題のことである。AがBの成り立つための主要因である場合には、元の命題が真あれば裏の命題もほぼ真と言える。たとえば、命題「喫煙していると肺気腫になりやすい」が真ならば、裏である命題「禁煙すれば肺気腫になりにくい」もほぼ真である。「論理学的裏への変換」を維持トークへの応答で用いる場合には、具体的には次のようになる。

来談者「仕事でイライラすると、どうしても吸ってしまいます」（維持トーク）
治療者「イライラを何とかできれば、禁煙を続けられるかもしれない‥」（論理学的裏への変換）
来談者「そうなんですよ。何とかする方法があればやれるかも」（チェンジトーク）

　このやりとりでは、来談者の「○○だから、○○できない」という維持トーク（変化の自信なし）を、論理学的裏の「非○○ならば、○

○できる」で聞き返すことによって、チェンジトーク（変化の自信）を引き出している。

「②不可能発言から願望発言への変換」と「③論理学的裏への変換」は、ともに「変化の自信なし」の維持トークに焦点を当てる。しかし後者には若干の制限があり、来談者が行動変容の障害として挙げている理由が、何らかの手段によって解消可能な場合にのみ用いることができる。来談者自らの行動によって容易に解消できない場合には不適切である。

たとえば、「夫も吸っているから、つい吸ってしまう」「うつ病だから、禁煙は無理」等の維持トークは、そのまま「ご主人が禁煙すれば、禁煙できる‥」「うつ病が治れば、禁煙できる‥」と聞き返しても、空虚な理想論と受け取られてしまったり、禁煙できない理由の再確認に終わってしまったりする可能性がある。このような維持トークに対しては、単純に裏を聞き返すのではなく、「ご主人が隣で吸っていても、平気でいられる方法を身につければ禁煙できる‥」「うつで調子が悪いときでも、タバコなしで過ごせるようにできれば禁煙できる‥」という風に、自身のスキル獲得の問題に変換する必要がある。なお、「②不可能発言から願望発言への変換」には、このような使用制限はなく、前提条件に関わらず「禁煙したいんですね‥」と聞き返せる。

C. 視点の変更　その２〜価値判断の明確化

一般的に人が何らかの行動について「〜できない」と主張する場合、その意味には2通りある（図7−1）。一つは、「〜がうまくいかない」という能力欠如の「できない」である。たとえば、「鉄棒の逆上がりができない」とか「空気のないところでは生きられない」という場合がこれにあたる。できないことをできるようにするためには、練習（例：鉄棒の練習）や方法の工夫（例：宇宙服）が必要である。「B. 視点の変更　その１〜行動変容に向かう要素の抽出」で述べた、維持トークから行動変容に向かう要素を抽出する聞き返しは、主に能力欠如の「できない」という発言を、練

習や方法の工夫に変換して返すものであった。

　もう一つの「〜できない」は拒否の「〜できない」で、「〜できない」の表現を借りた「〜するのが嫌」という主張である。たとえば、「セロリが食べられない」とか「スマホがないと生きていけない」という発言がこれにあたる。このような発言をしている人は、（おそらく）セロリをそしゃくし嚥下する能力があり、スマートフォンから離れても心肺停止に陥ることはない。セロリを食べるのが嫌だったり、スマートフォンを使えない状況が嫌だったりすることの修辞表現として、「〜できない」との主張をしているだけである。

　禁煙指導の場では、「通院のために仕事を休むわけにいかない」「（タバコ代は出せても）保険適用でなければ治療代を払えない」「吐き気が出たから薬は飲めない」「自動車の運転は絶対に必要（だからチャンピックスを飲めない）」「禁煙して太るわけにいかない」「失敗できない（から成功を確信できるまでチャレンジしない）」などの発言が拒否の「〜できない」にあたる。いずれも来談者の能力欠如が問題ではなく、なんらかの価値判断によって禁煙に至る行動を拒否していることが問題なのである。

　ただし、能力欠如の「〜できない」と拒否の「〜できない」ははっきり分けられるわけではなく、両方の要素を含む場合も多い。また、それまでの文脈によって両者のバランスは変化する。たとえば、「吐き気が出たから薬は飲めない」という場合の吐き気が、気分が多少悪くなって食欲が低下する程度ならば拒否の「〜できない」だが、嘔吐を繰り返して飲んだ薬を毎回吐き出してしまうということであれば能力欠如の「〜できない」だろう。

　「〜するのが嫌」の意味で表現される拒否の「〜できない」をできるようにする解決策は、練習や方法の工夫ではなく、「〜できない」と決めつけている価値判断を明確化して再検討することである。動機づけ面接法においては、この明確化と再検討を、視点の変更を用いて行うことができる。この視点の変更には、①不可能発言から好き嫌い発言への変換、②二者択一発言への変換、③両立可能発言への変換、の3種類がある。以下にこれらを解説する。

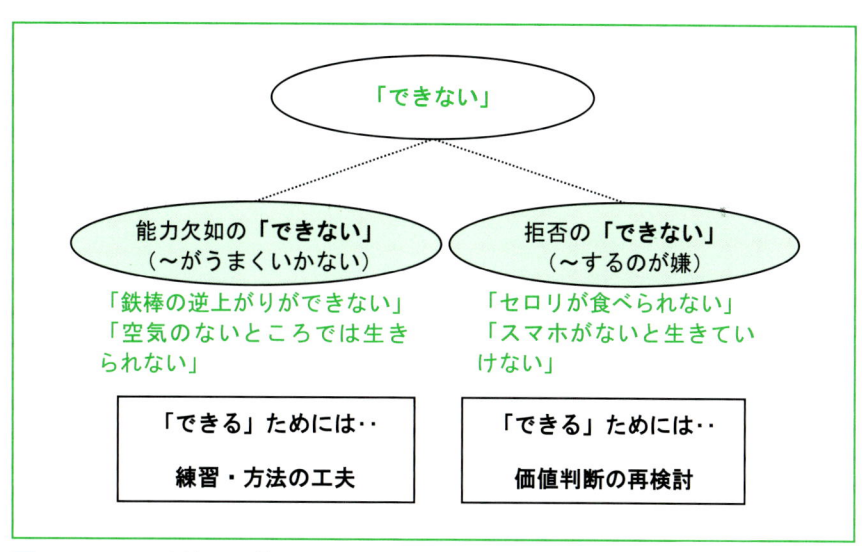

図7-1 2種類の「できない」

①不可能発言から好き嫌い発言への変換

「不可能発言から好き嫌い発言への変換」とは、来談者の「行動変容が不可能」という維持トークを、好き嫌いの問題に置き換えて聞き返す視点の変更で、たとえば次のようなものである。

来談者「仕事でイライラすると、どうしても吸ってしまいます」（維持トーク）
治療者「イライラしたままでいるのが嫌いなんですね‥」（好き嫌い発言への変換）
来談者「そうですね。イライラしても、仕事ができないわけじゃありませんけどね」（チェンジトーク）

このやりとりは、来談者発言の背景にある「イライラはなくさなければならない」との価値判断を抽出した上で、それが可能不可能の問題ではなく、好き嫌いの問題であることに視点を変更して聞き返したものである。本来は好き嫌いの問題であるはずのことが、修辞的表現によって能力の問題に置き換えられると、いつのまにか、発言した本人も能力の問題のように認知するようになってしまう。好き嫌い発言

禁煙の動機づけ面接法 | 101

への変換は、そのような歪曲された認知を、本来の事実に置き換える視点の変更であるとも言える。

　当然、この視点の変更によって、「ええ、イライラが嫌いなんですよ」と、嫌いであることを表明する維持トークが引き出されるだけのこともある。しかしそうであっても、「不可能」が「嫌い」に変化するだけで大変な進歩である。「好き」「嫌い」ならば、「可能」「不可能」と違って、他の価値（例：健康、家族）と比較して取捨選択させることができるからである。

②二者択一発言への変換

　「二者択一発言への変換」は、なんらかの理由によって行動変容ができないという来談者の主張の背景に、その理由を、行動変容よりも優先させている価値判断があることを抽出して、その価値判断についての聞き返しを行う方法である。具体的には、次のような形になる。

来談者「体に悪いのはわかるけど、仕事でイライラすると、どうしても吸ってしまいます」（維持トーク）
治療者「体に悪いのとイライラで比べると、イライラを避ける方が大事‥」（二者択一発言への変換）
来談者「いえ、イライラはどうとでもできますが、体を壊したら元も子もありません」（チェンジトーク）

　このやりとりにおいて、来談者ははじめに健康障害とイライラの両方を回避したいと言外に表明している。治療者は、その表明をあえて無視して、二者択一状況でイライラ回避を優先させている来談者の判断だけを聞き返している。これにより、来談者には正したい反射が起こり、健康障害回避を優先すべきとのチェンジトークが引き出されている。なお、この例では、現状維持寄りの選択を聞き返して正したい反射を誘発させているが、行動変容寄りの「体に悪いのとイライラで比べると、体に悪い方を避けたい‥」との聞き返しをして同意のチェンジトークを引き出してもよい。あるいは、聞き返しの形ではなく閉

じた質問として「体に悪いのとイライラで比べると、どちらを取りたいですか？」と閉じた質問で聞いてしまうのも視点の変更の一種である。

　この視点の変更には、治療者の意に反して来談者が現状維持側の選択をしてしまうリスクがある。このリスクを減らすために、事前に行動変容側の選択肢が優先される理由をよく掘り下げておき、場合によってはその理由自体と現状維持の比較に持っていくことが望ましい。上記の例でも、健康障害を回避したい理由を十分に明確化して両価性（相反する感情や欲求が拮抗する状態）のバランスを行動変容側に崩し、その上で、行動変容の理由（例：家族の生活）とイライラ回避を比較する聞き返しにした方が、イライラを許容する選択に至る可能性が高まる。

③両立可能発言への変換

　「両立可能発言への変換」は、「②二者択一発言への変換」で解説した状況と同様に、来談者がなんらかの理由で行動変容できないと主張する場合に有効な方法である。

　来談者は多くの場合、行動変容を望みつつ、同時に行動変容による不快や不利益（例：離脱症状）を回避したいと望んでいる。行動変容による不快や不利益が簡単に除去できるものであれば選択は簡単だが、除去できないものも多い。来談者がそれらの除去にこだわり続けると、いつまでたっても選択ができない。行動変容による利益を享受することと、行動変容による不快や不利益を回避することは両立しないことに気づかせるために、両立に焦点をあてた視点の変更を用いることができる。具体的には、次のようなやりとりになる。

来談者「体に悪いのはわかるけど、仕事でイライラすると、どうしても吸ってしまいます」（維持トーク）
治療者「健康と、イライラをタバコで何とかすることと、両立する‥」（両立可能発言への変換）
来談者「いや、そんなに虫のいい話はありませんよね。多少はイライラもしょうがない」（チェンジトーク）

　このやりとりにおいて、来談者は禁煙して健康障害を回避したいと言外に表明しつつ、同時にイライラをタバコで回避したいとの意思表示を行っている。2つの望みを同時に満たすことが簡単にできるようであれば問題がないが、実際には難しい。来談者は、その難しいことを望むがあまり、行動変容への現実的な選択に踏み出せない。そこで、健康障害回避とイライラ回避の2つが両立しうることを聞き返し、正しい反射によるチェンジトーク（変化の表明）を引き出している。
　この方法の変法になるが、二者両立を希望している来談者にいきなり両立可能かどうかの検討を迫ることが不協和を生じる可能性があると判断される場合には、いちど願望を受容して、そののちに両立の可能性についての聞き返しを行うことができる。たとえば、次のようになる。

来談者「体に悪いのはわかるけど、仕事でイライラすると、どうしても吸ってしまいます」（維持トーク）
治療者「健康と、イライラをタバコで何とかすることと、なんとか両立させたいと‥」（感情の聞き返し）
来談者「そうですね。なんとか両立させたいんですがね」（チェンジトーク）
治療者「両立できそう‥」（両立可能発言への変換）
来談者「いや、そんなに虫のいい話はありませんよね。多少はイライラもしょうがない」（チェンジトーク）

視点の変更は、動機づけ面接法の技法の中でもとくにバリエーションが豊富で、治療者の発想次第で多くの維持トークに対処可能である。初学者に既出すべての視点の変更を使いこなすことは難しいが、ひとつひとつ練習して身につけていくことができる。その手始めとして、視点の変更のクイズに挑戦していただきたい。

クイズ4　視点の変更

> 次の維持トークに対して、【　】で指示された視点の変更の文言を考えなさい。（解答は本章末；p107）
>
> 例題：来談者「飲みに行くとどうしても吸ってしまうから、もうダメです」
> 　　　【論理学的裏への変換】
> 解答例：「飲みに行っても禁煙できたら、いけるかもしれないと思われる‥」
>
> 1. 「吸うときはベランダですから、子どもはまったく問題ありません」
>   【言い訳発言から懸念発言への変換】
> 2. 「飲みに行くとどうしても吸ってしまうから、もうダメです」
>   【不可能発言から願望発言への変換】
> 3. 「このまま何回やっても禁煙なんか無理です」
>   【論理学的裏への変換】
> 4. 「私は意志が弱いから、半日も続きません」
>   【不可能発言から願望発言への変換】
> 5. 「私は、依存症というほどではありません」
>   【言い訳発言から懸念発言への変換】
> 6. 「保険が使えないんじゃ治療は受けられません」
>   【不可能発言から好き嫌い発言への変換】
> 7. 「禁煙しないと危ないって心臓の先生に言われたけど、だったら禁煙して太るわけにもいかないでしょ」
>   【二者択一発言への変換】
> 8. 「本当に禁煙したいんですが、仕事の情報収集が必要で、喫煙室に入るとつい吸っちゃうんですよね」
>   【両立可能発言への変換】
> 9. 「私は酒も飲めないし、タバコ吸う楽しみくらいなかったら生きていけませんよ」
>   【不可能発言から好き嫌い発言への変換】
> 10. 「子どもの喘息も気になるんですが、ストレスたまるとがまんできなくて」
>   【二者択一発言への変換】

D. ひねりを加えた同意

　ひねりを加えた同意（Agreement with a Twist）は、来談者の維持トークに最初は同意し、その後、視点の変更等で新しい意味を付け加えて返すことを指す。たとえば、次のようなやりとりになる。

来談者「タバコはストレスの解消になるんです」（維持トーク）
治療者「そうですね。解消して、タバコを始める前のような気分になれると‥」（ひねりを加えた同意）
来談者「そうなんですよね。吸い始める前はタバコなんてなくても平気だったのに」（チェンジトーク）

E. 二面性を持った聞き返し

　二面性を持った聞き返し（Double-Sided Reflection）は、要約の短いものである。維持トークと、来談者が過去に述べた発言を対にして提示して、二者の比較や矛盾の明確化を行う。したがって、この方法を用いるのは、ある程度の面接経過を経て利用価値のある来談者の発言を引き出してからということになるかもしれない。来談者が治療者から矛盾を指摘されたと感じてしまうと不協和が起こるので、要約と同じように、接続詞に「でも」「しかし」「なのに」等を使わず、「そして」「一方で」「同時に」等を使って、矛盾に気づかぬポーカーフェイスを保つことが重要である。二面性を持った聞き返しの具体例は、次のようなやりとりである。

来談者「仕事には必要で、どうしても吸ってしまいます」（維持トーク）
治療者「仕事のためにはタバコが必要。一方で、健康で仕事を続けたい（過去の発言）」（二面性を持った聞き返し）
来談者「まあ、健康だったら、タバコがなくても仕事は続けられますからね」（チェンジトーク）

クイズ4の解答

視点の変更例（唯一の正解ではない）
1.「お子さんのことも少し気になって、吸う場所を考えておられる‥」
2.「飲み会でも、なんとか吸わないでいられたらと思われるんですね」
3.「何か方法を工夫する必要があると‥」
4.「意志が弱くても半日以上続けられるような、よい方法があれば知りたいと‥」
5.「依存症は嫌‥」
6.「治療にお金を使うのがお嫌いなんですね」
7.「心臓が危ないのと太るのを比べたら、やはり太る方が問題ですね」
8.「喫煙室で情報収集することと、喫煙室で吸っちゃうのを避けることは、両立しそう‥」
9.「タバコなしの人生なんか嫌だと思ってらっしゃる‥」
10.「お子さんの喘息とストレス、どっちを避けるかといったら‥」

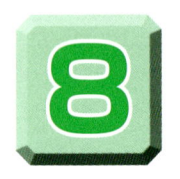

8 動機づけ面接法の戦略

（1）4つの過程

　動機づけ面接法は、関わる（Engaging）、焦点化する（Focusing）、引き出す（Evoking）、計画する（Planning）という4つの過程（Process）の元に実施される。ここまで述べてきたOARS、チェンジトークの増幅、チェンジトークを引き出す質問、抵抗への応答等は、面接過程全般において単調に行うよりも、過程に基づいて目的や強化対象を変える方が効果的である（表8-1）。

　4つの過程は、1つが完了してから次に移るというような段階的な課題ではなく、面接において重点的に強化していく対象を徐々にずらしていくための目安である。来談者が面接に乗り気でない場合には、最初の過程を十分に行ってからその後の過程を少しずつ加えていく。後の過程を進めていても、来談者の面接意欲が低下して展開が滞るようであれば、再度最初の過程に重心を移す。このように、重点となる過程を意識しながら、面接の全経過において4つの過程を平行して行ったり、繰り返し行ったりする必要がある。

　多くの行動変容は、一つの両価的な問題の解決によって達成されるわけではなく、複数の課題（例：必要性の検討、具体的準備、開始日設定、離脱症状への対処）の複合体を順次解決していくことによって達成される。すでに禁煙を開始した来談者であっても、禁煙開始後に起こる困難状況への対処が新たな両価性の問題として生じている可能性がある。治療者は、焦点化する課題を適切に変化させつつ面接過程全体を適切にマネジメントしていく必要がある。

表8-1 動機づけ面接法の過程

関わる過程 Engaging Process	目　　的：面接継続の動機を引き出す 強化対象：来談者発言全体（面接を継続・発展させる来談者行動） 消去対象：不協和（治療関係に対する抵抗）
焦点化する過程 Focusing Process	目　　的：行動変容の目標を具体的に設定する 強化対象：行動変容の目標を設定する来談者発言 消去対象：強化対象以外の来談者発言
引き出す過程 Evoking Process	目　　的：行動変容の動機を引き出す 強化対象：チェンジトーク（行動変容に指向する来談者発言） 消去対象：維持トーク（現状維持に指向する来談者発言）
計画する過程 Planning Process （必須でない）	目　　的：行動変容の計画を引き出す 強化対象：行動変容についての具体的計画を立案する来談者発言 消去対象：強化対象以外の来談者発言

A．関わる過程

　関わる過程は、面接そのものに対する来談者の動機を引き出す過程である。テーマとなる目標行動への動機づけの前段階として、面接の継続や展開に向かう来談者の行動を強化していく。来談者との関わりを維持したり、危うくなった関わりを再構築したりする過程は、面接の全経過を通じて必要になる。

　この過程において治療者は、行動変容に向かう言動であっても現状維持に留まる言動であっても、あまり区別なく来談者の言動を傾聴して是認するよう努める。これによって来談者の言語行動全体を増加させ、行動変容への足がかりとすることができる。不協和（治療関係に対する抵抗）が強いとき、とくに関わる過程が重要になる。来談者が治療者に放つ敵意や疑念の言葉にも追従して共感に努めるとともに、必要に応じて行動変容の選択権が来談者にあることを強調する。

　関わる過程において陥りやすい失敗として、アセスメントの罠と呼ばれる状況が知られている。治療者が情報収集に終始して、来談者を質問攻めにしている状況である。表8-2に示す面接例において、来談者の発話は

強化されず短いままで、チェンジトークが発せられるチャンスが少ない。治療者が、来談者から多数の情報を集め、その中から自分の知識を教示して指導できる手がかりをつかもうとするときにアセスメントの罠は発生する。関わる過程で必要なのは、目標行動に関する感情、価値観などを来談者にたくさん話させることである。

表8-2　アセスメントの罠

来＝来談者　治＝治療者
治1：タバコについてお聞きしますが、やめたいと思いますか？
来1：ええまあ、そのうち。
治2：今までやめてみたことは？
来2：今まではありませんね。
治3：どんなときに吸うんですかね？
来3：とくに決まってはいません。仕事中は吸いませんけど。
治4：ご家族からはやめるように言われてませんか？
来4：今はもう何も言って来ませんね。
治5：お子さんは？
来5：今は独立して家に寄りつきもしませんよ。
治6：1か月にタバコ代ってどれくらいかかっています？
来6：12,000円くらいかな。
治7：それだけあったら、何が買えます？
来7：いや別に買いませんよ。必要ない物は買いませんから。
治8：最近は吸う場所とかないんじゃないですか？
来8：そんなに困りませんけどね。

B．焦点化する過程

　焦点化する過程は、行動変容の目標を具体的に設定する過程である。すなわち、関わる過程によって面接継続のための行動が増加した後に、その中から、特定の課題に注目する来談者行動だけを分化強化する。もっとも単純には、「～することについてはどのように思われますか？」というような開かれた質問を使って来談者に問題検討を促し、後の引き出す過程に

つなげていくことができる。もちろん、それまでの来談者との会話を受けた聞き返しや要約の形で焦点化してもよいし、許可を得つつ特定の話題に向かうことを提案してもよい。ただし、焦点化する過程の中核的要素が、来談者が問題について目標を設定する行動を引き出し強化していくことだという視点は、どのような方策を用いたとしても念頭に置いておく必要がある。

その後の過程に進んでから焦点がずれてきてしまえば、再度焦点化しなおす必要がある。また、ひとつの中間的な行動変容目標が達成されて、最終的な行動変容目標に至る新たな課題が見いだされれば、そちらに焦点を変更することもありうる。たとえば、禁煙することに焦点化して面接を進めたのち、来談者が禁煙する気にはなったものの具体的な行動（例：スケジュール通りに禁煙外来を受診する）の実行をためらうならば、その具体的な行動を目標行動として焦点化し、動機づけをし直す必要がある。

動機づけ面接法で動機づけられるのは、原則として「行動」である。行動は「死人にはできないこと」とも定義され（死人テスト）[杉山尚子　他, 2010]、

- 状態（〜している）：黙っている、座っている
- 受け身（〜される）：笑われる、指さされる
- 行動の否定（〜しない）：返事をしない、廊下を走らない

などは行動とは見なされない。禁煙はタバコを吸わないでいられるようになることだから、状態、または喫煙行動の否定である。すなわち、禁煙はそのままでは目標行動にならないのである。このような場合には、

①原則を逸脱して、喫煙行動のデメリットと吸わないでいることのメリットを明確化することで、喫煙行動の動機を低下させる
②状態である「禁煙」に到達するまでに必要な行動（例：禁煙治療を受ける、禁煙開始日を決定する）を目標行動とする
③喫煙衝動が起こったときに、「喫煙する」という行動を妨げる別の行動（代償行動；例：歯を磨く）ができるように動機づける

という3通りの戦略を選択しうる。治療者はこれらを適宜使い分ける、あるいは併用する必要があるだろう。①は、汎用性のある戦略だが、達成できる目標行動を設定できない（目標行動を達成しないことが目標）ので、単独では期限なく動機づけが必要になる恐れがある。②は、目標行動を設定できるし、スモールステップに目標達成を図れる点で優れた戦略と言えるが、そのときの来談者にとってどんな目標行動が適切なのかを見極める必要がある。③は、効果的な代償行動が存在するときに選択しうる戦略であるが、代償行動に頼り続けることによる長期的な喫煙衝動の持続や増幅（精神交互作用：第1巻『禁煙外来を開設しよう！』p61～63参照）に注意する必要がある。③の戦略は、来談者が不適切な禁煙方法（例：本数の漸減）を望んでいるとき、これと相容れない適切な方法（例：開始日を決めた断煙）を目標行動とする形でも利用することができる。

C．引き出す過程

引き出す過程は、設定された目標行動の動機を引き出す過程である。行動変容の重要度、自信度、実行に関するチェンジトークを引き出し、強化することによって、実際の重要度、自信度、実行の認識を向上させる。この過程においては、これまで説明してきた各種技法を駆使する必要があるだろう。

①重要度が低い場合

重要度だけが低い場合には重要度に焦点を当て、自信度だけが低い場合には自信度に焦点を当ててチェンジトークを強化するのは当然だが、両方低い場合には、まず重要度に焦点を当ててから、その後に自信度に焦点を移す方が望ましい。なぜならば、重要度が低いまま自信度を高めようとしても、来談者は自らの自信度を上昇させるための工夫や練習を拒否しがちだからである。

②自信度が高すぎる場合

　自信度が極端に高い場合には、状況を楽観視しすぎて行動変容が妨げられていることがある。たとえば、「（まだ禁煙できていないが）治療は不要で自分でなんとかする」「もう完全に禁煙できたから試しに1本吸ってみる」というような来談者がこれにあたる。このような来談者に対しては、重要度と釣り合うレベルまで一時的に自信度を低下させることも有用である。すなわち、禁煙が自力では難しい認識や、1本でも吸うと再発につながる認識を高める。「第6章　チェンジトークを引き出す積極的な質問法」の「（2）尺度化の質問」（p69）で解説したような自信度の尺度化の質問をして、通常のやり方と逆に、自信度が最大の値（10または100％）ではない理由を尋ねるのもよい。

③選択肢が複数ある場合

　一般的な動機づけ面接法の面接においては、来談者の福祉にかなう行動変容課題に焦点化したのち、「行動変容のメリット」と「現状維持のデメリット」を来談者に印象づけ、「行動変容のデメリット」と「現状維持のメリット」を来談者の意識から薄れるよう選択的な操作を行う。

　しかし、行動変容課題における複数の選択肢のいずれが来談者の福祉にかなうかが不明な場合や、焦点化された行動変容が来談者の福祉を向上させるかどうかが不明な場合もある。たとえば、進学や就職でどの進路を選ぶかや、結婚や離婚をするかどうかといった課題は、禁煙と違い、福祉にかなった行動が初めから判明しているわけではない。禁煙であっても、使用する禁煙補助薬の種類を選んでもらったり、選んだ禁煙補助薬を変更するかどうかを検討してもらったりする場合には、動機づける行動が不明確なまま面接を始めることになるだろう。

　このような場合には、原則を外れた動機づけ面接法が用いられる。すなわち、いずれの選択肢に対しても平等にメリットやデメリットを明確化していき、来談者にメリット・デメリットが概観できるように示して自由選択を促す。もし来談者が何らかの選択肢を選ぶことをためらい、そのために福祉が阻害されるような場合には、「メリット・

デメリットを検討して何らかの選択をする」という行動が目標行動になることもある。

　メリット・デメリットを検討する過程で来談者福祉にかなうと判断される選択肢が明らかになれば、それを選択することに方向づける一般的な動機づけ面接に切り替える。

D．計画する過程

　計画する過程は、行動変容の計画を引き出す過程である。行動変容についての具体的計画を立案する来談者の言語行動を引き出し、強化していく。この過程は、課題となっている行動変容問題が単純で計画立案の必要のないときには省かれる場合もある。

　治療者はこの過程において、来談者とともに行動変容の具体的な計画を立てていく。OARSやEARSによって来談者のアイデアを引き出すことが基本となるが、適切であると判断されれば、来談者の許可を得て情報提供やアドバイスをすることも問題ない。もちろん、客観的に見て望ましいと思われるアドバイスを来談者が拒絶するようであれば、アドバイスを受け入れる行動に焦点化して前の過程をやりなおす必要があるだろう。

　行動変容の計画書を作成して、来談者に具体的な計画のイメージを固めてもらうことも有効である。計画書には、

・変わりたいと思う理由
・主な目標
・目標達成のための実行計画
・周囲の援助
・障害
・計画成功の目安

などの内容が含まれる（図8-1）［ミラー WR 他，2007］。

　禁煙の必要性を検討するという文脈で来談者が治療者に情報提供を求めてきた場合であっても、喫煙と各種疾患の関係を一方的に講義するのはか

変わる計画の書き込みシート

1）私が変わりたいと思う一番大切な理由は：

2）変わろうとするにあたって、私自身の主な目標は：

3）目標を達成するために、次のように実行する計画です：
　　○具体的行動／始める日
　　　1）
　　　2）
　　　3）

4）私が変わるために、周りの人は次のように私を助けるでしょう：
　　○名前／援助の方法
　　　1）
　　　2）
　　　3）

5）変わることへの障害が生じる可能性があり、次のように対処します：
　　○起こりうる障害／対処の方法
　　　1）
　　　2）
　　　3）

6）次のような結果が認められたら、計画が成功していることが分かります：

図8-1　行動変容の計画書
ミラー＆ロルニック『動機づけ面接法　基礎・実践編』2007（星和書店）p199を改変

ならずしも適切ではない。不協和が生じていないかを随時確認しながら注意深く行っていく必要がある。動機づけは面接の中で行う必要があるが、情報提供そのものは面接でなくても可能なので、面接時間の節約と無用な不協和防止のために、治療者が知っている疾患の知識であってもあえて情報提供せず、書籍やインターネット等で来談者みずから調べるよう提案したり、喫煙関連疾患の資料を渡すだけにしたりするのも一法である。

（2）損益と価値観の整理

　自滅的行動（喫煙、過量飲酒、性犯罪、自殺など）に走る自己コントロール不全のメカニズムは、二つの種類に大別できる。「目先の利益優先」と「本末転倒」である。動機づけ面接法では、これらメカニズムに焦点を当て、それぞれ「損益の整理」「価値観の整理」を行うことによって自滅的行動を中止する支援を行う。

A．損益の整理

　人の自己コントロール不全メカニズムの一つは、条件付けの一般的な性質として、目先の損益の方が長期的な損益よりも強化子としての効果が強いために、行動が目先の利益に支配されやすいことである。喫煙がもたらす長期的な不利益について知識を持っていても、離脱症状の緩和など喫煙の短期的"利益"を優先してしまうのはこのためである。

　動機づけ面接法においては、現状維持のメリットと行動変容のメリットを来談者が概観できるように整理していく戦略を取る。この戦略を用いる場合、初めに現状維持のメリット（行動変容のデメリット）から聞き、その後に対としての行動変容のメリット（現状維持のデメリット）を尋ねるようにすると後者を引き出しやすい。

　たとえば、禁煙であれば、まずタバコを吸う方がいい理由を話させ、さらに「他には？」「他には？」と他の理由も聞き出す。十分に聞いたところで「それでは逆に禁煙した方がいい理由というと？」と尋ねると、最初

からその質問をする場合に比べ答えが出てきやすい。あるいは、タバコを吸う方がいい理由を十分に話させると、来談者には両価性のバランスを取ろうという心理が働いて、勝手に禁煙した方がいい理由を話し始めることも多い。

B．価値観の整理

①価値の掘り下げ

　自己コントロール不全のもう一つのメカニズムは、目的と手段の乖離である。禁煙するつもりがほとんどないように見える喫煙者でも、喫煙そのものに固有の価値があると考えているわけではない。何らかの別の価値（たとえば気分の変動）を得る手段として喫煙を選択しているに過ぎない。しかしながらその価値も、また別の価値を得る手段であったりする。このように幾段階にも価値とそれを得る手段の関係が重なると、手段として行っている喫煙行動が、むしろ目的である何らかの価値を得る妨げになっていて、しかもその矛盾に気づかない本末転倒の状態に陥っていることがよくある。動機づけ面接法では、喫煙行動の目的や、さらにその先に来談者が感じている価値を掘り下げて整理していくことで、来談者に本末転倒を気づかせる戦略を用いる。

　たとえば、表8－3に示した面接例においては、来談者の喫煙理由はイライラを解消することである。そこでイライラ解消の目的を明確化していくと仕事の効率維持のようであり、仕事の効率維持の目的は良い（子供との時間を取れる）父親としての家族との生活にある。喫煙しながらイライラ解消や仕事の効率維持を図ることが、理想とする生活にはマイナスになるとの洞察が得られた結果、来談者の禁煙動機が高まったのである。

　喫煙することの根本的な目的を明確にすることで、その目的と喫煙行動が相反することが明確化されることがあるのは、単なる偶然ではない。人の行動、欲求、感情および大切に感じる価値は、突き詰めるところ、「個」や「種」としての生存欲求を満たすための手段だとも言える。身体および精神的苦痛を避け、心地よさや満足感を求めるの

表8-3　内科プライマリ・ケアにおける動機づけ面接例（実時間は約7分）

来＝風邪で受診した患者（40歳代男性）　治＝内科医師
治1：それじゃ、風邪についてはこのお薬で様子を見てください。ところで問診票を見ると、タバコ吸われているということなんですが、タバコについてはどのように思われてるんですか？
来1：1歳になる子供がいるので、子供の前では吸わないようにしてるんですけど、やめようとはまだ思ってません。
治2：1歳のお子さんがいらっしゃって、何か悪い影響があったりするといけないからと思って、吸い方を気をつけていらっしゃるということ…
来2：はい、そうですね。まだ自分は特に症状があるわけじゃないし、まだいいかなって。
治3：何か症状が出たらやめると…
来3：そうですね。これから先を考えると、やめた方がいいかとは思うけど、今は大丈夫。やめようとまでは思わない。
治4：そうすると、○○さんにとってはタバコっていうのは、とっても大事な意味があったりするわけですね。
来4：そうですね。やっぱり吸うと落ち着くところがありますね。1日の中で、何回か吸わないと落ち着かない。
治5：ああなるほど。落ち着くと、仕事がはかどったりっていうこと…
来5：仕事もはかどりますし、イライラもしない。
治6：イライラして、仕事できなくなっちゃったら困るなとか…
来6：それとちょっと習慣になってるところがあって。
治7：習慣になってて、タバコ吸わないでいるとイライラして、仕事に差し支えるっていうこと。どんな風に差し支えるんですかね？
来7：うーん、やっぱり仕事の効率が下がる気がします。
治8：うんうん、なるほど。仕事の効率が下がると、たとえばどうなっちゃう…
来8：たとえば一つのことをやるのに、吸った後の方が集中できて、すぐ終わる気がします。
治9：なるほど。じゃ○○さんにとってはお仕事というのは、責任を果たすという意味があるということ…
来9：そうですね。あとは子供もいるので、早く帰らないといけない。
治10：ああ、お子さんのために、仕事を効率よく終わらせて、ご家族と一緒にいられる時間を長く取りたいと思ってらっしゃる。で、そのためにはタバコが必要。そうすると、お仕事早く終わらせて、お子さんと一緒にいて、お家で何されるんですか？
来10：お風呂に入れたり、遊んだり。
治11：ああそうですか。じゃいいお父さんでいられる。
来11：そのつもりです。
治12：ですね。じゃ、そういったいいお父さんでいられるのを、これからも続けていきたいと…
来12：そうですね。

治13：じゃ○○さんにとっては、それはとっても大事なこと。

来13：そうですね。やっぱり子供の前では、タバコは吸わないですし。

治14：じゃあその家庭というのは、○○さんにとってはかけがえのないものだということですね。

来14：そうですね。はい。子供も生まれて。

治15：そのために仕事もしてるし、いろいろつらいことがあっても頑張ってるし。ご家族といるのはとても優先順位が高いということですね。

来15：そうですね。最近そうなりました。

治16：ご家族と長くいることがね。じゃやっぱりそれは、お仕事そのものよりも大事だということですね。

来16：そうですね。今はどちらかというと家族のために仕事をしていると思います。

治17：そうですね。じゃ、お風呂入れてあげたり、お子さんが大きく育つまで見守ってあげて、いいお父さんでいられる。自分の背中を見せて育てていけるような、そんなお父さんでありたいと思われるの。

来17：そうですね。やっぱりそれはそう思います。

治18：うんうん、なるほど。じゃ、そういういいお父さんを長く続けたいということ…

来18：はい。

治19：じゃそのためには、タバコは…

来19：あははは、そのためにはタバコはよくないっていうのは分かります。本当に、長く元気でいるためには、今吸っていることは良くないんだろうなって、今話してて、改めて思ったところです。

治20：じゃ仕事の効率とかイライラとかっていうのと、それから、長くいいお父さんでいるっていうのを天秤にかけたら、どっちを取りたい？

来20：それはもう、いいお父さんでいることの方が大事です。

治21：じゃあ、おタバコどうされます？

来21：そうですね。やめた方がいいですよね。

治22：ああ、なるほど。やめるというと、具体的には？

来22：吸わないとイライラしちゃうので、それは薬とかでどうにかなるって聞いたことがあるんで、禁煙外来とかに行った方がいいのかなと思いました。

治23：ああまあイライラっていうのは優先順位としては低いかもしれないけど、できれば、いいお父さんでいるのと仕事と両立できればした方がいいから、仕事にもあまり差し支えないように、少しお薬とか使えれば使ってっていうことを考えていらっしゃる。そうすると、まず初めにできることは何でしょう？

来23：じゃ、そういうお薬を使う保険での禁煙治療とかやってる病院を見つけて、問い合わせをしてみます。

治24：そうですか。それでやってみますか。じゃ、こちらから紹介状お書きして、行ってみるようにしてみますか？

来24：はい。よろしくお願いします。

は、そうした方が環境への適応に有利だからである。環境への適応に有利な特質は、キリンの首が長くなるように進化論的な過程で濃縮され、われわれに色濃く備わるに至っている。その文脈で考えるならば、喫煙のような生命を危険にさらす行動であっても、あるいは極端な話、自殺であっても、背景には生物学的な生存欲求が存在すると推察できる。ただし、来談者は本来の目的（生存、種の保存）を忘れ、手段であるはずの表面的な欲求（心地よさ、苦痛の軽減）だけを目的化していることがある。動機づけ面接法を実施する治療者の役割の一つは、このような本末転倒の状況を丁寧に明確化していくことである。

　当然のことながら、禁煙することについての意義を掘り下げていくこともできる。表層的な禁煙動機だけを扱うより、禁煙が来談者の価値観とどのように結びついているのかを明らかにした方が、より強固な動機強化につながる。

②個人的価値カード並べ替え

　価値観に注目した検討を行う場合、ミラーらの考案した「個人的価値カード並べ替え（Personal Value Card Sorting）」を利用することができる（本書巻末付録に収載）[Miller WR et al, 2001]。

　使い方は、まず来談者に、「健康」「富」などさまざまな価値の書かれた83枚のカードを「私にとってとても大切」、「私にとって大切」、「私にとって大切でない」の3群に分けさせる。「私にとってとても大切」に分類されたカードが6枚以上であれば、それをさらに「私にとってとても大切」、「私にとって大切」、「私にとって大切でない」の3群に分けてもらう。この操作を繰り返し、最終的に「私にとってとても大切」のカードが5枚以下になるようにする。

　次に、「私にとってとても大切」群のカードを「目的」「目的を達成するための手段」「さらにそのための手段」のように序列化させる。たとえば「48：愛される」という最重要な目的のために「5：魅力」や「26：フィットネス」が必要で、さらにそのために「35：健康」や「70：セルフコントロール」が必要という具合である。この結果を来談者と治療者で概観することにより、その中でのタバコを吸うことの

意味を検討することが容易になる。

C．水平探索と垂直探索

　現状維持のメリットと行動変容のメリットを聞き出すとしても、その両方を対等に扱う必要はない。現状維持のメリットは表層的な追従だけに留め、行動変容のメリットはその理由や意味などについて十分に掘り下げることで、来談者が概観したときの印象のバランスを変化させることが可能である。

　複数の話題で会話がされたとき、その最後の話題が印象に残りやすい（終末効果）。現状維持のメリットを尋ねるときは、なるべく感情や価値観まで掘り下げず、表層的な要素を「他には？」「他には？」と次々に聞いていく。たとえば禁煙であれば、最初は「ストレスの解消になる」「いいアイデアが浮かぶ」「気分転換」「喫煙所のコミュニケーション」など、来談者が実感している要素が出てくるだろう。しかしさらに「他には？」と尋ねていくと、「国の財政を助けている」など、「よくよく考えればそうとも言える」程度の実感の薄い理由が挙げられる。

　次に、行動変容のメリットを尋ねるときには、来談者が実感していそうな1要素が話題に上ったら、「他には？」との質問で他の話題にそれてしまうことを避け、「それはどうして？」と質問したり、「なぜならそれは○○だから‥」と聞き返したりしながら、その1つの要素の背景にある価値観を明確化するよう務める。たとえば禁煙であれば、はじめに禁煙のメリットとして「周りがどんどん禁煙していくから」との来談者発言があったのなら、「グループに属していたいから」さらにそれは「周囲のサポートがあってこそ苦難を乗り越えられるから」さらにそれは「個人の力では打ち負かされてしまうような苦難に遭っても生き延びて人生を全うしたい」というような価値観が見いだされるかもしれない。このような掘り下げを行った場合、価値観を表現する最後の要素（人生を全うしたい）が、もっとも強い実感を伴っているはずである。

　行動変容のデメリットについては「他には？」で水平的に（浅く）探索し、行動変容のメリットについては「なぜなら」で垂直的に（深く）探索

したのち、要素を出てきた順番どおりに要約でまとめる。そうすると、現状維持側ではもっとも実感の薄い要素が印象づけられ、行動変容側ではもっとも実感のある要素が印象づけられることになる。

たとえば既出の例なら、

「吸い続けた方がいい理由は、ストレス解消、いいアイデア、気分転換、喫煙所のコミュニケーション、そして国の財政を助ける。一方で、禁煙した方がいい理由は、周りがどんどん禁煙して、グループに属していたい。それは、苦難を乗り越えるには周囲のサポートがあったらよくて、それは個人の力では打ち負かされてしまう苦難に遭っても生き延びて人生を全うしたいから、ということですね」

となる。終末効果によって印象づけられるのが、喫煙継続側では"ついで"として挙げた「国の財政」であり、禁煙側では価値観として重視している「人生を全うしたい」になる。その結果、禁煙の動機が高まる可能性が高い。

（3）会話における勢いの調節

　面接における会話には、新しい考えが現れる頻度、何らかの結論に進んでいく程度、行動に取り組む具体的計画が立てられる速度などによって表される勢い（Momentum）を規定できる。会話の勢いは、さまざまな要因で変化するが、治療者が意図的に調節することもできる。どのようなときに調節が必要で、どのような具体的方法で調節するかは表8−4に示す通りである［Wagner CC et al, 2013］。以下に、さらなる詳細を説明する。

表8-4　勢いの加速と減速

Wagner & Ingersoll『Motivational Interviewing in Groups』2013（Guilford Press）より改変

	必要なとき	具体的技法
勢いの加速	・面接の停滞 ・現在や将来の変化以外に焦点が当たっている	・変化についての開かれた質問 ・是認 ・変化についての複雑な聞き返し ・話題を変換する要約
勢いの減速	・来談者が重要な問題を無視しようとする ・来談者が危険な変化について過信している	・無視されそうな問題についての質問・聞き返し ・矛盾を明確化する要約

A．勢いを加速させるとき

　来談者が過去の失敗体験にばかり注目して面接が停滞して、現在や将来の変化に焦点が当たらなくなっているときには、変化の価値や可能性について会話の勢いを加速させることが適切である。変化についての開かれた質問、是認、複雑な聞き返し、話題を変換する要約（p58）は、会話の勢いを加速させやすい。

B．勢いを減速させるとき

　来談者が重要と思われる問題を無視して他の話題に変更しようとする場合、来談者が危険のある複雑な変化について過信している場合などには、そのときに進んでいる会話の勢いを減速させることが適切である。来談者が無視または通り過ぎようとしている話題について質問や聞き返しをしたり、矛盾を明確化する要約で応じたりすると、会話の勢いを減速させやすい。その際、来談者が無視または通り過ぎようとしている話題にあえて踏み込む「あえて空気を読まない（AKY）」の態度が必要である。

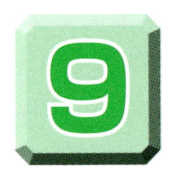

9 動機づけ面接法の学習

（1）単純だが簡単ではない

A．技法の把握は習得のスタート

　動機づけ面接法は、明快な理論とシンプルな技法によって成り立っているが、理論を理解し技法を把握するのは動機づけ面接法を習得するスタートに過ぎない。理論を背景に技法を行使する鍛錬を積み重ね、さらには上級者から適切なスーパービジョン（実際の技術行使を題材とした指導；後述）を得ることによって、初めて上達していく。これは楽器やスポーツの習熟過程に類似している。

　その意味で、従来からプライマリ・ケアの禁煙指導で推奨されてきた、「5A」や「5つのR」（表1-3；p8）とは根本的に異なる性質のものと考えて学んでいく必要がある。「5A」や「5つのR」は単なる手順である。どのような治療者でも簡便かつ短時間に手順として記憶することができ、憶えてしまえば習得したことになるというコンセプトの簡易介入技法である。

　動機づけ面接法は、手順ではなくスキル（手順のタイミングやバランス等を含む）であるから、練習して初めてできるようになる。実際にやっていけばさらにうまくできるようになる。本書は、バイオリンの入門書やゴルフの指南書のような、あくまでも習得の基盤となる知識をまとめたものである。本書を読んだだけでは動機づけ面接法ができるようにはならないが、本書を参照していただきながら各種研修で基礎技法を身につけ、実臨床の中で使いながらスーパービジョンを受けていくことにより、（速度の差はあれ）誰にでも習得できる。

B．あなたがすでにやっているものではない

　動機づけ面接法で体系化されている面接スタイルの一部は、熟達した臨床家が経験的に身につけているものと同じである。しかしながら、動機づけ面接法の意義は、それら自然発生的なスキルを洗練させ、実証的に体系立てたところにある。

　したがって、熟達した面接スタイルを臨床実践できる治療者であっても、動機づけ面接法を習得することによってさらに治療面接の質を高めていくことができる。発案者のミラーは、至近の論文において、「動機づけ面接法は、あなたがすでにやっているものではない」と強調している［Miller WR et al, 2009］。

　動機づけ面接法も含めカウンセリングの技法は、医学とは異なる学問体系に基づいているために、医学専門家としての知識や臨床経験が、逆に習得の妨げになる場合もある。しかし、心を開いて学べばそれほど難解でも超人的な努力を要するものでもない。習得するにあたっては、それまでの自己流の面接術をひとまず脇に置き、医学と異なる学問体系の技術を初学者として学ぶという覚悟を持つ必要がある。本書で解説した事項は、動機づけ面接法の技術を概説したものであるが、これを単なる知識として理解するだけでなく、外科医が当然の技術として滅菌操作を行うがごとく、体が自然に動くようにトレーニングを続けていく必要がある。

（2）学習のステップ

A．教材

　動機づけ面接法を学習する第一歩として、各種教材を利用して自助学習を行う方法がある。教材には本書のような書籍があるほか、DVD等の映像教材も有用である。また、日本に動機づけ面接法を広めた精神科医である原井宏明氏のウェブサイトには、自身の研修会資料を含め多彩な教材が公開されている。

表9−1　動機づけ面接法の教材等

書籍

W・R・ミラー、S・ロルニック『動機づけ面接法（基礎・実践編）』
　　星和書店（2007）¥3,300＋税
　　（動機づけ面接法を解説した原著第2版前半の翻訳版）

W・R・ミラー、S・ロルニック『動機づけ面接法（応用編）』
　　星和書店（2012）¥3,200＋税
　　（動機づけ面接法を解説した原著第2版後半の翻訳版）

W.R.Miller、S.Rollnick『Motivational Interviewing 3rd edition』
　　Guilford Press（2014）$60
　　（動機づけ面接法を解説した原著第3版；翻訳版出版予定あり）

S・ロルニック、W・R・ミラー『動機づけ面接法　実践入門』
　　星和書店（2010）¥2,900＋税
　　（保健医療領域における動機づけ面接法の実践法を解説）

S・ロルニック、P・メイソン、C・バトラー『健康のための行動変容』
　　法研（2001）¥3,500＋税
　　（動機づけ面接法の考え方を元に保健医療面接の方法全般を解説；訳者代表は中村正和）

原井宏明『方法としての動機づけ面接』岩崎学術出版（2012）¥3,300＋税
　　（動機づけ面接法を習得・実践する上でヒントとなる事項を収載）

D・B・ローゼングレン『動機づけ面接を身につける』
　　星和書店（2013）¥3,700＋税
　　（1人で動機づけ面接法を練習するための課題と解説が収載）

DVD

原井宏明『動機づけ面接トレーニングビデオ[導入編]』（DVD）
　　OCDの会（http://ocd-2004.hp.infoseek.co.jp/）より購入可　¥2,000
　　（動機づけ面接法の基本事項を実際の面接に即して解説；禁煙指導の動画も収載）

原井宏明『動機づけ面接トレーニングビデオ[応用編]』（DVD）
　　OCDの会（http://ocd-2004.hp.infoseek.co.jp/）より購入可　¥4,000
　　（各種臨床場面における動機づけ面接を、それ以外の面接と対比させて解説）

磯村毅、加濃正人『保健室動機づけ面接のすすめ』
　　ジャパンライム株式会社（http://www.japanlaim.co.jp/）より購入可
　　¥18,000＋税
　　（磯村と加濃による養護教諭向け1日ワークショップの模様を収載）

ウェブサイト

原井宏明の情報公開（http://harai.main.jp/）
　　（日本に動機づけ面接法を広めた原井氏の研修会資料など）

Motivational Interviewing web site
　　（http://www.motivationalinter viewing.org/）
　　（動機づけ面接トレーナーネットワーク（MINT）による各種資料）

International Conference on Motivational Interviewing（ICMI）サイト
　　（毎年開催される動機づけ面接法の国際会議で上映されたプレゼンテーションスライドなどの資料）

本書編集委員会が推薦する教材等を表9－1にまとめる。

B．研修会

①MINTトレーナー

　動機づけ面接法の初期研修には、各種団体が開催している研修会に参加するのが効率的である。動機づけ面接法を正確に普及させる目的で、発案者のミラーやロルニックなどを中心としたトレーナーが動機づけ面接トレーナーネットワーク（Motivational Interviewing Network of Trainers；MINT）を組織している。MINTのウェブサイト（表9－1）には、顔写真や連絡先を含むトレーナーのリストが収載されている。日本にもトレーナーになるための研修を受けたトレーナーが多数（2015年5月現在約60名）いて、それぞれの所属学会や研究会等で積極的に動機づけ面接法の研修会を実施している。

②研修会情報

　国内で行われる動機づけ面接法の研修会開催情報が、国内有志の会である動機づけ面接ファシリテーターネットワーク（Motivational Interviewing Network of Facilitators；MINF）のウェブサイト（http://infominf.wix.com/minf）に掲示されている。その他、表9－2にまとめた団体や催しにおいて、動機づけ面接法の研修会が開催されることが多い。読者諸氏の近隣で開催されるものがあれば、参加を検討されたい。

表9-2 動機づけ面接法の研修会等

研修会情報
動機づけ面接ファシリテーターネットワーク（MINF）ウェブサイト 　　（http://infominf.wix.com/minf） 　　（各地の各種団体が開催する研修会情報をカレンダー形式で紹介）
全国規模の研修会実施団体
日本動機づけ面接協会（JAMI） 　　（年1回の大会において海外講師による研修会を開催、認定制度も実施） 寛容と連携の日本動機づけ面接学会（JaSMINe） 　　（動機づけ面接法普及と関連領域連携のための団体、研修会も実施予定） 日本認知療法学会（JACT） 　　（年次大会において、動機づけ面接法の研修会を開催することが多い） 日本認知・行動療法学会（JABCT） 　　（年次大会において、動機づけ面接法の研修会を開催することが多い） 日本禁煙学会（JSTC） 　　（年次大会等において、動機づけ面接法の研修会を開催することがある） 日本禁煙推進医師歯科医師連盟 　　（年次大会において、動機づけ面接法のセミナーを開催することがある） 日本呼吸器学会 　　（年次大会の「呼吸ケア・カンファランス」で、動機づけ面接法を扱う「禁煙」 　　のセミナーが設けられている） 禁煙心理学研究会 　　（動機づけ面接法の研修会を不定期に開催） ゆるーい思春期ネットワーク 　　（動機づけ面接法の研修会を不定期に開催） チェンジ・トーク・ジャパン 　　（動機づけ面接法の研修会を不定期に開催） 株式会社エコロジーヘルスラボ 　　（動機づけ面接法の通信講座を開講）
地域の研修会実施団体・勉強会（研修会情報はMINFウェブサイトに掲載）
北海道動機づけ面接研究会ネットワーク（北海道）／動機づけ面接法調査研究所（北海道）／青森動機づけ面接学習会（青森）／山形県喫煙問題研究会（山形）／栃木MI勉強会（栃木）／所沢狭山MI勉強会（埼玉）／丸の内動機づけ面接コミュニティー　MMiC（東京）／しぶや動機づけ面接研究会（東京）／動機づけ面接ラボラトリOARS東京（東京）／東京MIアカデミア（東京）／千葉MI研究会（千葉）／北里動機づけ面接研究会（神奈川）／横浜MI研究会（神奈川）／やまなしタバコ問題研究会（山梨）／新潟動機づけ面接勉強会（新潟）／刈谷MI学習会（愛知）／佐賀動機づけ面接勉強会（佐賀）／特定非営利活動法人つなぐ（熊本）／MI鹿児島勉強会（鹿児島）／沖縄ANDOGネットワーク（沖縄）

③ワークショップ形式

　動機づけ面接法の特徴は、トレーナーネットワーク（MINT）のト

レーナーによってさまざまな習熟のための演習（エクササイズ）が考案され、公開されていることである［MINT, 2014］。トレーナーが実施する研修会では、講義だけでなく、これら演習が組み入れられる。動機づけ面接法に限らないが、演習等を中心として体感的に技術を学ぶ形式の研修会を、ワークショップ（Workshop）と呼ぶことが多い。

ワークショップは、1時間から数日で設定される。MINTでは、動機づけ面接法の一般臨床家向けワークショップを表9-3のように分類している。

表9-3　動機づけ面接法ワークショップの種類
『Motivational Interviewing Training New Trainers Manual 2014』p12を改変

	種類	目標	時間
1	導入	動機づけ面接法の基礎を体験し、さらに学習を進める程度を決める 　基本的なスピリットと原理になじむ 　関連する効果のエビデンスを知る 　動機づけ面接法のアプローチを直接体験し、他と比較する	2時間から1日
2	応用	1つかそれ以上の特異的な適用を学ぶ 　基本的なスピリットを知る 　「動機づけ面接法のスピリットによる」特異的な適用の実践的ガイドラインを学ぶ 　この特定の適用の直接的な練習と体験をする 　さらにどの程度学習を進めるかを決める	1時間から1日
3	臨床	動機づけ面接法の基本的な臨床スタイルと、実践の中でそれを学習し続ける方法を学ぶ 　基本的なスピリットと原理を理解する 　共感的カウンセリングスキル（OARS）を補強する 　動機づけ面接法の方向性を持った側面を理解し練習する 　抵抗に対処するためのスタイルを体験し練習する 　来談者の基本的な言語的手がかり（チェンジトークと抵抗）を学び、継続的なフィードバックと実践の中での学習を可能にする	2～3日 4～8時間ごとに分けることも可能
4	高度な臨床	基礎的な能力から、より高度な臨床的スキルに移行する 　高度なスキルの実践で集中的観察を受ける 　動機づけ面接法の実践に対して個人的フィードバックを受ける 　動機づけ面接法の知識をアップデートする（最新の研究と発展）	2～3日

C．面接の録音、秘密保持、振り返り

①面接の録音

　日常診療で多忙な臨床医やコメディカルにとって、カウンセリングのためのトレーニングに割ける時間は限られているかもしれない。しかし比較的簡単に研鑽が積める手段として、面接の録音とそれによる振り返りが挙げられる。ボイスレコーダー等を使い、必ず来談者の許可を得て面接を録音する。

　録音の許可を得るときは、目的（治療者の技術向上など）、聞く人の範囲（治療者、スーパーバイザーなど）、管理体制（レコーダーを鍵のかかる場所に保管など）等を伝え、できれば書面で許可を得ておくことが望ましい。当然のことながら、たとえ来談者の家族であろうと、来談者本人の許可や正当な理由（緊急的な自傷他害の危険を回避できる）なく録音を聞かせることは、専門職の守秘義務に反する。

　紛失や盗難のリスクを最小限にするため、レコーダーは鍵のかかる場所に保管し、原則として施設から持ち出さないことが肝要である。治療者個人が普段持ち歩いているスマートフォンなどを代用するのは言語道断である。パソコンなどに録音のバックアップを保管する場合には、暗号化ソフトウェアで第3者に盗み聞かれないようにするとともに、コンピュータウィルス等によってファイルがインターネット上に流出したりすることのないよう十分な対策を講じる。

②振り返り

　時間があれば、来談者全員の次回面接の直前に録音を聞いて、前回から記憶の途絶なく面接を実施できるように予習しておくのが望ましい。しかしそれほどの時間がなければ、うまくいかなかったと感じる面接、面接の中で来談者の反応に違和感を抱いた局面、もしくは治療の中断などに至る直前の面接などを復習するだけでも、面接時点では気づかなかった来談者からのSOS信号や、治療者が無意識のうちに表出させてしまっている怒りや不安の感情に気づくことがある。

　面接の録音を書き起こして逐語録を作成するのは、自分が行った面

接を振り返り視覚的に概観するよい助けとなる。タイプ打ちの早さにもよるが、慣れてくれば実面接時間の2〜3倍くらいの所要時間でできるようになる。

D．スーパービジョン

スーパービジョン（Supervision）とは、カウンセリング等の学習者が、携わっている事例を元に、熟達者から指導を受けることを指す［岡田康伸，2005；名高潤慈，2005］。スーパービジョンを受ける学習者のことをスーパーバイジー（Supervisee）、スーパービジョンを実施する熟達者のことをスーパーバイザー（Supervisor）と呼ぶ。

スーパービジョンと似たものとして、コンサルテーション（Consultation）がある。スーパービジョンが同じカウンセリング技術の専門家間で行われるのに比べ、コンサルテーションは異なる技術の専門家間（例：医師が薬剤の配合変化について薬剤師に尋ねる）で行われるという違いがある。

本項目では、動機づけ面接法のスーパービジョンを中心に記述するが、スーパービジョンを受ける上で知っておくべき知識は他のカウンセリング理論（例：第3巻で解説する認知行動療法）でも変わるところはない。

①スーパービジョンの必要性

動機づけ面接法を含め、カウンセリング技術の習得には、スーパービジョンは欠くべからざる学習過程である。研修会で基礎を学んだとしても、それを実践に応用し、その結果にスーパービジョンとしての適切なフィードバックを得なければ、学んだ基礎は忘れられていくか、効果のない誤った形で定着してしまう。動機づけ面接法を創始したミラーらの研究においても、動機づけ面接法の研修会を受講したのち、適切なフィードバックを得られたときのみ、技術の向上が認められている［Miller WR et al, 2004］。

医学教育課程とカウンセリング技術習得過程を比較すると、表9－4のようになる。医学部の基礎医学課程と臨床医学課程に相当する基礎心理学理論と臨床心理学理論の学習を、医師や看護師などは受けて

いないが、これは書籍を読んだり放送大学等の講座を聴講したりすることによってある程度補えるだろう。医学部の臨床実習に該当するのが研修会もしくはワークショップである。これらを受講することによって、動機づけ面接法の基礎を身につけることができるはずである。問題は、ワークショップ受講後のスーパービジョンを受けるかどうかであり、スーパービジョンなしで動機づけ面接法を臨床実践しようとしても、卒後研修なしに医師が医療に携わるように、ぎこちない自己流になってしまうだろう。

表9-4 医学教育課程とカウンセリング技術習得過程の比較

医学教育課程	カウンセリング技術習得過程
基礎医学課程	基礎心理学理論の学習
臨床医学課程	臨床心理学理論の学習
臨床実習	ワークショップ形式の研修会
臨床研修	スーパービジョン
↓	↓
一般臨床医	一般カウンセラー

②スーパービジョンの焦点

スーパービジョンでは、次の4つの要目のいずれか（または複数）に焦点が当てられる（表9-5）。

第一に、スーパーバイジーの技能向上である。動機づけ面接法を学ぶのであれば、動機づけ面接法の技能に焦点づけられることが多いのはもちろんだが、必要に応じて他の技術や汎用的なカウンセリング技能に焦点が当てられることもある。他の技術には、たとえば、来談者のどのような行動が強化されたり消去されたりしているかを分析できる行動療法（応用行動分析）の技能が含まれるかもしれない。汎用的なカウンセリング技能には、たとえば、面接をするときの治療者（スーパーバイジー）の姿勢や視線の置き方、話し方の癖、あるいは、動機づけ面接法を用いる対象やタイミングなどの検討が含まれるかもしれない。

第二に、スーパーバイジーの技能の一環としての、妥当な臨床的態度の習得である。来談者の秘密保持や利益相反など倫理的配慮につき、治療者が持つべき基準と見識について検討する。また、来談者が面接時間の延長、正規時間外の対応、プレゼントの受け取り、医療機関外での接触、個人的交際などを求めてきたときの治療構造の堅持（時間枠の維持や治療面接内だけの関係保持）についても対象事例を元に検討する。

　第三に、スーパーバイジーがカウンセリングを行うための精神的安定確保である。逆転移感情（治療者が来談者に対して抱く感情）は、気づかずに放置すると治療を破綻させることがある。面接において治療者（スーパーバイジー）が冷静さを失うような事例や局面については特に、逆転移感情に気づき適切に対処する方法をスーパーバイザーと十分に検討することが望ましい。ときとして、面接阻害的な治療者の感情は、治療者自身の個人的問題や性格傾向による。そのような場合には、スーパービジョンはそれらを解決もしくは修正していく個人カウンセリングの様相を呈するかもしれない。スーパービジョンと通常のカウンセリングの間に、明確な境界線はない。

　第四に、スーパーバイジーが安全かつ円滑にカウンセリングを進めていくための、間接的管理である。スーパーバイザーは、スーパーバイジーが来談者の内的・外的状況を把握する手助けをする。カウンセリングにおいて起こることの責任は治療者（スーパーバイジー）であって、スーパーバイザーは一切の責任を負わないが、それであるからこそ冷静かつ客観的な間接的援助ができる。

表9-5　スーパービジョンの焦点

・スーパーバイジーの技能向上
・スーパーバイジーの臨床的態度習得
・スーパーバイジーの精神的安定確保
・カウンセリングの間接的管理

③スーパービジョンの形式

　スーパービジョンには、面接をスーパーバイザーが直接観察して行

う形式と、面接の記録をスーパーバイザーに提示して行う形式がある。

　スーパーバイザーがカウンセリングに同席して直接観察する形式は、面接状況のほとんどすべての要素について、リアルタイムに近い形でフィードバックを受けることができる利点がある。しかし、来談者、治療者（スーパーバイジー）、スーパーバイザーの3名が1か所に参集せねば実現せず、実際に行おうとすると相当な困難を伴う。比較的簡単にできる方法は、講師がスーパーバイザーになって行う「高度な臨床」ワークショップ（表9－3：p 129）に参加し、参加者同士で行うロールプレイ（特定の人物になったつもりで模擬面接を実施）またはリアルプレイ（抱えている本当の問題を題材に面接を実施）での技能行使についてスーパービジョンを受ける方法である。

　面接の記録をスーパーバイザーに提示してフィードバックを得る方法は、直接観察の方法よりも簡便ではるかに広く行われている。一般にスーパービジョンというと、こちらを指す場合が多い。スーパーバイザーに録音を聞いてもらう方法も一般的だが、録音を書き起こした逐語録、該当面接の要約の提示も有効である。どのような記録を用いて行うかは、スーパービジョンの初回に十分に話し合うとよいだろう。

　スーパービジョンは、スーパーバイザーの在勤する施設にスーパーバイジーが出向き、特定の時間枠でカウンセリング同様に実施されることが多い。しかし、スーパーバイザーによっては、電子メールでのスーパービジョンや、電話またはインターネット電話を用いたスーパービジョンに応じている。動機づけ面接ファシリテーターネットワーク（MINF）は、ケースフィードバックプログラム（CFP）という特殊な形式のスーパービジョンを有償で提供している。参加者は2人1組になって自ら実施した面接事例の書き起こしを電子メールで提示し合い、プログラムに定められた手順に則って相互に評価し合うほか、動機づけ面接トレーナーネットワーク（MINT）のトレーナーもコメントをする。組になる相手がいない場合には、MINFが相手を用意する。

　厳密な意味ではスーパービジョンとは違うが、熟達した治療者が来談者に対して実施する面接に陪席（自分より上位の者と同席すること）

して、その面接技法を観察学習することも、技能向上に有効である。スーパービジョンを実施しているような治療者は、陪席の機会を有償または無償で提供していることも多い。

④スーパービジョンの始め方

スーパービジョンを始めるには、まずスーパーバイザーを確保する必要がある。もっとも容易な方法は、研修会や学会大会などで師事するに足ると感じた講師を見つけて、直接スーパービジョンの可否を尋ねてみればよい。あるいは、表9-2（p128）にまとめた研修実施団体に問い合わせると、近隣のスーパーバイザーを紹介してくれる可能性もある。

料金はスーパーバイザーによってさまざまだが、筆者は50分間で5,000円（＋税）の自由診療として実施している。筆者が師事した日本人動機づけ面接法トレーナー第1号の原井宏明氏は、回数の上限なく半年間で100,000円（税込）としている。

実際にスーパービジョンに臨む際には、限られた時間を有効に使うために、提示する録音の部分を選定し、逐語録を作成するとともに、その回のセッションの目標について整理しておく（疑問を解消したいところをまとめておく）とよいだろう。

スーパービジョンを受けるときに注意しておかなければならないのは、来談者の秘密保持確保である。スーパーバイザーの所属する施設に録音やその他の面接記録を持ち出すときには、紛失や盗難に注意するのはもちろん、必要最小限のデータだけ選別して持ち出すようにする。電子メールやインターネット電話は、誤送信、なりすまし、傍受などがありうることを念頭におくべきだろう。

E. 資格取得

資格の取得は、技術の研鑽においてよい目標になる。動機づけ面接法を学習する上で、医師や看護師など保健医療従事者が、心理系の資格を取得することを念頭に置いて学習したり、取得した資格によって自らが拠って

立つアイデンティティを変化させたりすることは、実施する禁煙指導に圧倒的な変化をもたらすだろう。

①動機づけ面接法の資格とMINTトレーナー

　動機づけ面接法では、日本動機づけ面接協会（JAMI）が、2級、1級、トレーナーの技能検定を行っている。2級資格は、協会が指定する教育団体で一定単位数の研修を受けた後、面接実技の試験を受験することによって認定される。

　資格ではないが、国際組織である動機づけ面接トレーナーネットワーク（MINT）が、毎年秋に新規トレーナー研修（Training for New Trainers；TNT）を実施していて、これを受講するとトレーナーのメンバーに加わることができる。研修地は1年交代で北米圏か欧州圏のどこかである。3日間のプログラムで行われ、創始者のミラーやロルニックが現れることもある。

②カウンセリング全般の資格

　動機づけ面接法そのもの以外に、カウンセリング全般の資格を取得することも、動機づけ面接法を習得する過程で有効である。医師であれば、2年以上の心理臨床経験（禁煙指導も立派な心理臨床）があれば、臨床心理士試験の受験資格がある（日本臨床心理士資格認定協会のウェブサイト参照）。医師以外が受験しようとすると、臨床心理学を専攻する指定大学院の修了が必要になるが、授業の大部分をラジオやテレビで配信する放送大学でも臨床心理学コースを開講している。

　民間資格である臨床心理士とは別に、現在、公認心理師という国家資格が整備されつつある。2015年9月9日の参議院本会議で公認心理師法案が可決され、これから受験資格や保険診療における役割が省令等の形で明文化されるものと思われる。

　あるいは、日本産業カウンセラー協会や日本カウンセリング学会は全国各地に支部を展開して、それぞれ認定産業カウンセラー、認定カウンセラーの養成と資格認定を行っている。医師だけでなくコメディカルにも門戸は開かれている。

認知行動療法の習得も、動機づけ面接法の応用範囲を広げる。それらについての研修や資格の紹介は、『第３巻　禁煙の認知行動療法』に譲る。

（３）動機づけ面接治療整合性尺度〜 MITI

　動機づけ面接を適切に行えているかどうかを評価する客観的な基準として「動機づけ面接治療整合性尺度（Motivational Interviewing Treatment Integrity；MITI）」が公開されている［Moyers TB et al, 2005］。本書執筆時点で公式の最新版は2014年発表のMITI 4.1［Moyers TB et al, 2014］なので、本書ではこれを元に記述する。

　MITIは、熟達者によるスーパービジョン（面接行為をともに検討する指導法）の際に用いられることもあるが、評価方法を学習者自身が身につけ、面接技術向上の助けとすることもできる。面接技術の研鑽にはスーパービジョンがどうしても必要だが、学ぼうとする者のすべてが日常的に熟達者からのスーパービジョンを受けられる環境にはない。MITIによる習熟度の自己評価は、スーパービジョンを部分的に補うためのものであると言ってもよい。

　MITI評価（コード化）の具体的方法は、20分間以上の面接録音のサンプルから無作為に選択した20分間の区間を用いる。慣れないうちは２回再生して、１回目で検討部分全体のよしあしを評価し（全体スコア）、２回目で治療者が行った言語行動（質問、聞き返しなど）の回数を計測する（行動カウント）。行動カウントを行うときには細かく再生を止めたり巻き戻したりしてもよいが、全体スコアを評価するときには、面接の流れが分からなくなるほど頻繁に止めすぎないようにする。慣熟してくると、１回の再生で全体スコア評価と行動カウントの両方を行うことができる。

　動機づけの標的になる行動が単一で明確な面接（例：禁煙、禁煙治療の開始）がMITIでの評価になじむ。動機づけの標的になる行動が複数あったり、不明瞭であったりする面接（例：禁煙継続と節酒の両方が扱われている、ニコチンパッチと内服禁煙補助薬のどちらを選ぶか）だと、評価が

困難なことがある。面接がうまくできているかどうかの判定は、標的行動の設定によって大きく変わってしまうこともあるので、目標行動が何であるか定めてからコード化の作業を始める必要がある。

なお、MITIとは別に、臨床研究などで動機づけ面接法が正しく用いられているかどうかを確認するための基準として、「動機づけ面接スキルコード（Motivational Interviewing Skill Code；MISC）」が考案されている［原井宏明，2012］。MITIが治療者の言語行動だけを評価するのに対し、MISCでは治療者・来談者双方の言語行動を詳細に評価する。本書では、動機づけ面接法の学習のための記述に焦点を絞るため、MITIだけの解説とし、MISCについては省略する。

A．全体スコア

全体スコア（Global Scores）は、①協同（Partnership）、②共感（Empathy）、③チェンジトーク育成（Cultivating Change Talk；CCT）、④維持トーク緩和（Softening Sustain Talk；SST）の4項目を、表9-6のような基準に従ってそれぞれ5段階で評定し、表9-7に示すようなMITI評価用紙の全体スコア欄に記入する。5段階の中央である3が基準であり、良い要素があれば4または5とし、悪い要素があれば2または1とする。

協力と共感の平均は関係的全体スコア（Relational Global Score）といい、3以上が良（Fair）、4以上が優（Good）と評定される。チェンジトーク育成と維持トーク緩和の平均は技術的全体スコア（Technical Global Scores）と呼ばれ、4以上が良、5が優である。動機づけ面接法は、傾聴・受容および共感を旨とする来談者中心療法的要素と、行動変容に向け一定の方向づけをする目標指向的要素からなるが、主に、関係的全体スコアは来談者中心療法的要素を、技術的全体スコアは目標指向的要素をそれぞれ表していると言える。

表9-6 MITI全体スコアの基準

MITI 4.1 Coding Manualより

協同	5	治療者は、やりとりでの権力分担を進め、来談者の貢献がセッションの雰囲気に十分な影響を与えるようにする。
	4	治療者は、協力と権力分担を進め、他ではなかったようなやり方で来談者の貢献がセッションに影響する。
	3	治療者は、来談者の貢献を取り入れるが、そのやり方は十分でない、または一貫性がない。
	2	治療者は、協力の機会に際して表面的に応ずる。
	1	治療者は、来談者とのやりとりの大部分において、積極的に専門家として振る舞う。協力や協同は欠如している。
共感	5	明示的に語られた視点だけでなく、来談者が思っていてもまだ言っていない視点について、深く理解している証拠が示されている。
	4	治療者は、来談者の視点を理解するために積極的かつ反復的な努力をする。来談者の世界観を正確に理解している証拠があるが、多くは明確に表された内容にとどまる。
	3	治療者は、来談者の視点を理解しようと積極的に努力し、ある程度まで成功している。
	2	治療者は、ときおり来談者の視点を探る努力をする。治療者の理解は不正確であったり、本当の意味から遠ざかっていたりする。
	1	治療者は、来談者の視点に対してわずかに注目するか、まったく注目しない。
チェンジトーク育成	5	治療者は、変化に指向する来談者の言葉の深さ、強さ、勢いを増やす、明白で一貫的な努力を示す。
	4	治療者は、変化に関する来談者の言葉に一貫して注目し、それを促進する努力をする。
	3	治療者は、変化に指向する来談者の言葉にしばしば注目するが、チェンジトークを促進するいくつかの機会を逃す。
	2	治療者は、変化に指向する来談者の言葉に散発的に注目する、一方でチェンジトークを促進する機会を頻繁に逃す。
	1	治療者は、変化に指向する来談者の言葉に対して明確な注目または優先度を示すことがない。
維持トーク緩和	5	治療者は、現状維持に指向する来談者の発言の、深さ、強さ、勢いを減らす明確で継続的な努力を示す。
	4	治療者は、現状維持に指向する来談者の発言を強調することを通常は避ける。
	3	治療者は、現状維持に指向する来談者の発言を優先して扱うが、何回かは維持トークから焦点をずらすかもしれない。
	2	治療者は、現状維持に指向する来談者の発言に対して、いつも探索、焦点化、応答するうちから選択している。
	1	治療者は、現状維持に指向する議論の頻度や深さを促進してしまうやり方で、来談者の発言に絶えず応答している。

表9-7 MITI評価用紙

A. 全体スコア

項目	評価					平均
①協同	1	2	3	4	5	関係的全体スコア
②共感	1	2	3	4	5	5：優 4以上：良
③チェンジトーク育成（CCT）	1	2	3	4	5	技術的全体スコア
④維持トーク緩和（SST）	1	2	3	4	5	5：優 4以上：良

B. 行動カウント

項目	数	合計	比
①質問（Q）			R/Q 2.0以上：優 1.0以上：良
②単純な聞き返し（SR）		聞き返し（R）	CR/R（％CR）
③複雑な聞き返し（CR）			50％以上：優 40％以上：良
④直面化（Confront）		MI非準拠反応（MINA）	
⑤説得（Persuade）			
⑥是認（AF）		MI準拠反応（MIA）	
⑦協力の模索（Seek）			
⑧自律性の強調（Emphasize）			
⑨許可を得た説得（Persuade with）			
⑩情報提供（GI）			

①協同

　スピリットの1要素である「協同」（p 11）の評価である。面接のやりとりの中で中で来談者を対等なパートナーとして権力分担を行い、変化の必要性や手段についての来談者の知識を積極的に活用することで、面接の雰囲気に来談者の貢献が影響を与える状態にすると、この評価が高くなる。具体的には、話し合う内容や到達目標について（かけひき抜きに）本心から来談者と調整を図っていたり、問いかけや傾聴によって来談者の考えに好奇心を示していたり、来談者が選択肢や計画を評価する手助けをしていたり、最終的な決定権を明確に来談者に委ねていたり、来談者の受け入れ状況に応じて専門的アドバイスを調節していたりすることが高評価の基準である。

　逆に、来談者とのやりとりの大部分において、積極的に専門家として振る舞い、会話全体を支配していると、この評価は低くなる。具体的には、来談者の意見抜きに問題の定義づけ、目標設定、実行計画策定を行っていたり、特定の話題を押しつけることにやりとりの大部分を使っていたり、来談者の考えを否定または軽視していたり、来談者と意見が異なるときに論争をしていたり、しばしば治療者の側に正したい反射が起こっていたりすることが低評価の基準である。

②共感

　スピリットの1つ「受容」を構成する1要素の「正確な共感」（p 16）を反映している項目がこれである。来談者が明示的に語った視点だけでなく、来談者が思っていてもまだ言っていない視点（思考、感情、価値観等）について、積極的関心を寄せるとともに明確化の努力をし、その結果として深く理解していることが示されていると、この評価が高くなる。具体的には、来談者が実際に言うことの背景について治療者が理解したことを効果的に伝えていたり、来談者の見通しまたは状況に格段の関心を寄せていたり、来談者と同様の状況で自らがどのように感じるかを想像していたり、表面的な理由付けや状況説明だけでなくその背景も来談者が詳述しやすいようにしていたり、多くの複雑な聞き返しを正確に使っていたりすることが高評価の基準であ

る。

　逆に、事実関係の明確化のみに注意を払い、来談者の視点や世界観に対して無関心だったり、あるいは、来談者の視点を探る努力をしていても、来談者の視点への理解が不正確だったりすると、この項目の評価は低くなる。具体的には、表面的な情報収集のための質問ばかりだったり、来談者のが持つ見通しを理解しようとせずに事実確認だけをしていたり、来談者の考えを見誤った聞き返しばかりだったり、来談者に対する理解が表層的だったりすることが、低評価の基準である。

　共感は、支持的であること、暖かみ、同情などとは異なる概念なので、それらがあっても直接共感の評価は上昇しない。この項目は、あくまでも来談者の視点を正確に理解する姿勢と技術の評価である。

③チェンジトーク育成

　変化への願望や自信を表す言動を促進する程度を評価する項目である。来談者のチェンジトークを戦略的に引き出し一貫して強化していく治療者の努力は、この項目の評価を高くする。具体的には、一連のやりとりを通じて来談者のチェンジトークを形作っていたり、チェンジトークを引き出し強化する構造的な（計画的な）手法を用いていたり、来談者がチェンジトークを発したときに一貫してこれに応答することで、理由などを深く探索する機会、およびチェンジトークの勢いを作る機会を見逃さなかったりすることが、高評価の基準である。

　逆に、チェンジトークに対して明確な注目または優先度を示すことがないと、この評価が低下する。具体的には、問題の経過ばかりを尋ねていたり、来談者が直面している困難にのみ会話の焦点を当てていたり、来談者の価値、強み、希望、または過去の成功体験に無関心だったり、変化の理由を来談者から引き出す代わりに治療者が教えてしまっていたり、チェンジトークが発せられたときにそれを無視していたりすることが、低評価の基準である。

④維持トーク緩和

　維持トークを減らす適切な応答ができているかどうかを評価する項目である。来談者の維持トークに対して、その深さ、強さ、勢いを減らす明確で継続的な努力が示されていれば、この項目の評価が高くなる。具体的には、維持トークの焦点をずらす戦略的な応答をしていたり、視点の変更や二面性を持った聞き返し（チェンジトークの要素が後半）などによって維持トークから行動変容に向かう会話を引き出していたり、あるいは少なくとも、維持トークに対する興味を示さず最小限に応答していたり、維持トークの内容についてその詳細な状況や理由を尋ねることがなかったり、変化が困難な原因について長々と議論をすることがなかったりすることが、高評価の基準である。

　逆に、維持トークの頻度や深さを促進するようなやり方で来談者の発言に絶えず応答していると、この項目の評価が下がる。具体的には、明らかに変化の困難さに焦点を当てた問いかけをしていたり、維持トークに対して積極的に詳述を求め、是認し、聞き返しをしていたり、チェンジトークと維持トークが同時に発せられたときに維持トークへの応答を優先していたり、変わらない理由について焦点が当て続けられていたりすることが、低評価の基準である。

　ただし、一時的に変化しない理由を明確化し、それを弾みとしてチェンジトークを引き出す戦略（「損益の整理」p116）や、変化しない理由としての価値観を明確化し、変化しないことが本当にその価値観に合致しているのかどうかを気づかせたりする戦略（「価値観の整理」p117）を用いるときなどには、注意が必要である。単発的、短期的に維持トークを促進する応答が行われていたとしても、それにとらわれず、全体のやりとりを通じて維持トークを減じる努力が示されているかどうかを評価する必要があるかもしれない。

B．行動カウント

　録音を聞き返しながら、表9-7（p140）に示すような評価用紙の行動カウント記録欄に、①質問（Q）、②単純な聞き返し（SR）、③複雑な

聞き返し（CR）、④直面化（Confront）、⑤説得（Persuade）、⑥是認（AF）、⑦協力の模索（Seek）、⑧自律性の強調（Emphasize）の数を記入していく。「正」の字で記入してもよい。この他、面接技術の評定には関係がないが、⑨許可を得た説得（Persuade with）と⑩情報提供（GI）を数えてもよい。

　治療者の一続きの発言に①〜⑩が複数回出現しても、それぞれ1回だけカウントする。②単純な聞き返しと③複雑な聞き返しが現れたときには③複雑な聞き返しとしてカウントし、⑤説得と⑨許可を得た説得は同時にカウントされることがないので、一続きの治療者発言に対してカウントされる項目は最大で8個ということになる。

　次のような治療者の発話はカウントしない。

・あいさつ：「こんにちは」「来週お待ちしています」
・面接内容と無関係な発言：「部屋は暑くないですか？」「荷物はそこに置いてください」
・相づち、合いの手：「ふむふむ」「なるほど」「はいはい」「そうですね」短いオウム返し
・形式的な発言：「問診票の選択肢から1つを選んでください」「禁煙治療は今日で最終回ですね」
・以前のセッションの文脈：「前回は仕事のトラブルがあったときに吸わない方法について話し合ったんですよね」「○○の課題が未解決でしたね」
・不完全な表現：「今の状態としては‥」（その後を来談者が遮って話し始める）

　聞き返し合計のうち複雑な聞き返しの割合を%CRと呼び、40%以上が良（Fair）、50%以上が優（Good）と評定される。質問数に対する聞き返し数の比はR/Q比と呼ばれ、1.0以上が良、2.0以上が優である。
　④直面化と⑤説得の和をMI非準拠反応（MI Non-Adherent；MINA）と呼び、基準値はないが少ない方がよい。⑥是認、⑦協力の模索、⑧自律性の強調の合計をMI準拠反応（MI Adherent；MIA）呼び、一定の数量的目標値はないが、多い方がよい。
　以下に、①〜⑩を同定する方法の詳細を述べる。

①質問（Question；Q）

　MITIでは、閉じた質問と開かれた質問を区別しない。MITIの以前のバージョン（MITI　3まで）では区別されていたが、現在は、すべての質問はただ「質問」としてカウントする。この背景として、以前には閉じた質問をなるべく使わずに面接を行うことが高いMITI評価につながったため、来談者に何らかの決断を促すときなど、適切な局面であっても閉じた質問を自制してしまうケースが存在した反省があるものと考えられる。

　ただし、閉じた質問が多用され、開かれた質問が使われないようだと、行動カウントには影響がなくても、全体スコア（特に協同や維持トーク緩和）が下がってくるかもしれない。

　質問（閉じた質問）と、この後に解説する聞き返しの区別は、原則として文末の上がり下がりで判断する。全体的に聞き返しの文体になっていても、文末の抑揚によって質問のように聞こえる陳述は、質問とカウントする。

②単純な聞き返し（Simple Reflection；SR）

　来談者の発言に対して、新しい意味や強調をまったく付け加えないか、わずかしか付け加えない聞き返しを、単純な聞き返しとしてカウントする。来談者の発言の一部またはすべてをそのまま聞き返す繰り返し（Repeat）と、同義語や別表現を使って意味を変えずに聞き返す言い換え（Rephrase）がこれに当たる（表4-3；p 39）。

　要約のうち、単純な聞き返しの連続であり、かつ、要約全体としても来談者発言に新たな意味や強調（矛盾が明確化されるなど）が付加されないものは、MITIでは単純な聞き返しにカウントされる。

③複雑な聞き返し（Complex Reflection；CR）

　来談者の発言に対して一定の意味や強調を付け加える聞き返しを、複雑な聞き返しにカウントする。来談者の発言そのものには表現されていない内容（意味、感情、価値観など）を明確化する意訳（Paraphrase）がこれに該当する（表4-3；p 39）。

要約のうち、複雑な聞き返しが含まれていたり、単純な聞き返しの連続であっても要約全体として一定の意味や強調が付加されていたりする場合には、単一の複雑な聞き返しとしてカウントする。

④直面化（Confront）

直面化は、来談者発言への指示、命令、警告、脅迫、義務の教示、説教、不同意、批判、非難、不同意、レッテル貼り、侮辱、嘲笑などを含む。表2-3（p14）に示す面接例における治療者発言、

- 「えー！？ 糖尿病があるのにタバコを吸っているんですか？」（非難）
- 「それは当然やめるべきでしょう。はっきりしています」（義務の教示）
- 「害は変わりません。軽いタバコは、フィルターのところに空気孔が空いていて、表示されているニコチンとタールの量になるんですけど、実際に吸うときには吸い方で補ってしまうので、意味が無いんですよ」（警告）
- 「それに周りの人だって傷つけているんですよ」（非難）
- 「タバコにストレスを解消する効果なんてありません」（不同意）
- 「しかし、今すぐ始めないときっと後悔しますよ」（警告）
- 「おおげさなものですか」（不同意）
- 「毎年タバコで何人死んでいると思っているんですか」（脅迫）
- 「そんなこと言ってはいけません」（命令）
- 「奥さんもお子さんも悲しむでしょ」（説教）
- 「今度来るときまでに、必ず禁煙してきてくださいね」（指示）

などは直面化とカウントされる。

文体として質問や聞き返しの形を取っていても、直面化のニュアンスを含んでいれば直面化に分類する。現状維持にとどまる理由を詰問する口調の質問（例：「なぜやめないんですか？」）や皮肉に聞こえる増幅された聞き返し（例：「こんな検査結果でも、まったく害がないと思っているんですね」）などは、それに該当する可能性が高い。

すでに来談者が認識しているネガティブな情報を聞き返す場合、同じ文章であっても、聞き返しとも直面化と見なせることがある。このような場合には、文脈や口調から慎重に判断する必要があるが、判別が難しい場合には、どちらにもカウントせず、その評定から除外することがMITI評価のルールとして定められている。

⑤説得（Persuade）

　MITIにおいてカウントされる説得は、来談者の自律性を強調することなく行われる忠告、提案、解決法提供、論理的説得、教示、保証などを意味する。ただし、説得を行う許可を得た場合には、この項目ではなく⑨許可を得た説得（Persuade with Permission）にカウントされる。表2-3（p14）の治療者発言、

- 「私も禁煙したから分かるんですが、禁煙したらむしろイライラは減りますよ」（保証）
- 「どうです？　ちょっとやってみませんか？」（提案）

などは説得とカウントされる。
　説得のニュアンスが含まれていれば、文体として質問や聞き返しの形を取っていても説得に分類されるのは、直面化と同様である。

⑥是認（Affirm；AF）

　是認は、来談者の言動、行動、長所などについて肯定的に言及することである（p36参照）。是認の対象は、その面接で焦点化されている行動変容問題に無関係の要素（例：他の行動についての努力や成功体験）でもかまわない。
　治療者が多用しがちな「すごいですね」「素晴らしい」という称賛の言葉は、明らかに何らかの要素を是認していると判断できれば2～3回はカウントするが、それ以上はカウントしない。

禁煙の動機づけ面接法　　**147**

⑦協力の模索（Seeking Collaboration；Seek）

協力の模索は、話題の設定や情報提供について許可を得る発話を指す（例：「喫煙についてお話ししても大丈夫ですか？」「離脱症状を和らげる方法についてお教えすることもできますが」）。

扱っている行動変容問題について単純に解決法を尋ねる場合（例：「その問題にどんな解決法がありますか？」）は質問にカウントされるが、治療者が果たせる援助について尋ねる場合（例：「その問題にどんな手助けができますか？」）は協力の模索にカウントされる。

⑧自律性の強調（Emphasizing Autonomy；Emphasize）

変化に対する来談者の選択権を明言し保証する発話（例：「禁煙について、最終的な決定権はあなたにあります」）を指す。ただし皮肉のニュアンスが含まれる場合（例：「それなら勝手にすればいい」）には直面化とカウントされる。

⑨許可を得た説得（Persuade with Permission；Persuade with）

行っていること自体は説得であっても、それを行う許可を得た場合（例：「ひとつ提案があるんですが、よろしいですか？」→「ぜひお願いします」）には、説得とは別の「許可を得た説得」に分類される。許可を得るタイミングは、説得の発言の前でも途中でも後でもよいが、説得と一連の流れの中である必要がある。

許可を得た場合に加えて、来談者の自律性を強調する発言（例：「この方法をお選びになるかどうかは自由なんですが…」）を伴っている場合、あるいは来談者から意見を求められた場合にも、「許可を得た説得」に分類する。

⑩情報提供（Giving Information；GI）

説得、助言、警告などのニュアンスを避け、客観的な情報を提供したり、一般論としての専門的見解を解説したりする治療者発言を、情報提供にカウントする。来談者個人に特化した表現や、来談者のすべ

きことを強調する言い回しは、情報提供ではなく、直面化、説得、許可を得た説得などに分類される。

「○○さんに当てはまるかどうかわかりませんが、軽いタバコは、フィルターのところに空気孔が空いていて、表示されているニコチンとタールの量になるんですけど、実際に吸うときには吸い方で補ってしまって、意味がない場合もあります」（情報提供）

「軽いタバコは、フィルターのところに空気孔が空いていて、表示されているニコチンとタールの量になるんですけど、実際に吸うときには吸い方で補ってしまうので、意味が無いんですよ」（直面化；警告）

C．評価の実例

筆者が行ったプライマリ・ケアにおける20代喫煙妊婦への動機づけ面接例を表9－8に示す。表9－9はその全体スコアと行動カウントである。これら評価は、MINTから委託されてトレーナー研修参加者の技能評定を請け負っている機関（Coding Labo Japan）に、実際の面接録音を提出して得られたものである。ただし、評価対象の録音は約8分間で、本来MITI全体スコアを適用するにはやや短いため、全体スコアは参考値である。

この例では、関係的全体スコアが4（良）、技術的全体スコアが5（優）、R/Qが1.0（良）、％CRが79％（優）と評価されている。質問に比して聞き返しが少なく、さらに、聞き返しの意図で行われた治療者の発話の末尾が上がってしまうことが2回あり、質問としてカウントされているために、R/Qの値がやや低い。関係的全体スコアにも関係するが、是認、協力の探索、自律性の強調などMI準拠反応が一つもないことも課題である。

表9−8　内科プライマリ・ケアにおける20代喫煙妊婦への動機づけ面接例（実時間は約8分）

来＝来談者　治＝治療者	行動カウント
治1：じゃ Aさん、風邪の方はうがい薬かなんか出すようにしてと思いますけれども、問診票を見ると何かタバコをお吸いだとかって‥。おタバコについてはどのように思われているんですか？　今は。	Q
来1：タバコ‥タバコがないとイライラするの。ないとだめなの。	
治2：ああなるほど。タバコがないとイライラしちゃって‥	SR
来2：もう癖になっているから、もう癖は変えられないよね。	
治3：もう癖になってて、やめちゃうとイライラしてっていうのがあって、もうしばらく吸い続けようと‥	SR
来3：そう、うん。	
治4：イライラしちゃうんですね。で、癖になってて、やめられないなって思ってらっしゃる。	SR
来4：そうですね。	
治5：そうですか。どんなときにやめられないなって思うんですかね？	Q
来5：うーん。やっぱり、家から出られなくて、閉じこもっていなきゃいけないときに、皆外に出て遊んでいるのに、自分だけ中にいて、テレビも面白くないし、携帯も遊べないし、それが困ってる。	
治6：ああ、なるほど。そうすると遊ぶものもなくて、ずっと家に閉じこもっていると、タバコ吸うくらいしかやることがないということですね？	Q（聞き返しを意図したが末尾が上がって質問になった）
来6：そうですね。	
治7：そうすると今のAさんにとってはタバコってとっても大事なものだっていうこと‥	CR（価値観の明確化；逆説的介入）
来7：そうですね。	
治8：タバコがないとどうなっちゃう？	Q
来8：タバコがないと？	
治9：タバコがないと‥	カウントなし（相づち）
来9：うーん、タバコがないの考えたことない。	

治10：	ああ、考えたことがない。たとえばねAさん、「ぜったい禁煙しなきゃな」って思うのを10として、「このまますっと吸い続けよう」っていうのを0としたら、禁煙する必要性とか、禁煙しなきゃなっていうお気持ちは、0から10のうちどれくらい？	Q（尺度化の質問）
来10：	うん？　7くらい？	
治11：	7くらい？　ほんと。それはたとえば0じゃないのはどうして？	Q（重要度に関するチェンジトークを引き出す質問）
来11：	うーん、どうしてなんだろう。もう少し、赤ちゃんのことも考えると、悪いかなっていうのもあるし。	
治12：	赤ちゃんに悪いのは嫌なの。	CR（感情の明確化）
来12：	やっぱりかわいい自分の子どもだから、周りの友達とかも言ったりするんで少しは考えたりするんだけど‥	
治13：	やっぱり赤ちゃん大事なの‥	CR（価値の明確化）
来13：	せっかくできたので。	
治14：	あ、せっかくできたの。じゃ赤ちゃんはちゃんと産んで、大きく育てようと思ってらっしゃる。	CR（意味の明確化）
来14：	できれば。	
治15：	えっと赤ちゃんはどうして大事なの？	Q
来15：	やっぱりかわいいし、前から欲しいなっていうのもあったんで。	
治16：	ああ、前から‥‥どうして前から欲しいと思ってたんですか？	Q
来16：	とりあえず今の彼氏と、子どもができたらみんなで一緒に住もうねって話をしてたので、できて良かったなって喜んでいたんで。	
治17：	じゃ、彼氏‥結婚もされるのかな？　このあとひょっとしたら。	Q
来17：	そうですね。	
治18：	じゃ今すぐかどうかわからないけど、赤ちゃんもできたことだし、このあと彼氏と一緒に住んで、のちのちは籍入れようかなって気持ちも多少あったりするわけ。そうすると赤ちゃんと3人で‥これから何か家庭持ってみたいなことも考えていらっしゃる‥	CR（意味の明確化）
来18：	そうですね。	
治19：	そうすると、家族で一緒にいることがAさんにとっては大事なことなの。	CR（価値観の明確化）
来19：	やっぱり、家族みんなで幸せになりたい。	

治20：ああ、じゃ彼氏と赤ちゃんとAさんで‥あるいはまた下にもお子さんが生まれるかもしれないけど、3人とか4人とかで幸せになりたいと思ってらっしゃるってことね。	CR（意味の明確化）
来20：はい。	
治21：一緒に生きていってっていうのは、Aさんにとってはけっこう大事なことなわけ。	CR（価値観の明確化）
来21：そうですね。	
治22：優先順位もけっこう高いということ。	CR（価値観の明確化）
来22：はい。	
治23：その一方で、タバコやめちゃったりすると、イライラしたりっていうのもあると‥‥どうしよう？	Q（実行に関するチェンジトークを引き出す質問）
来23：イライラして子どもに当たったりするのもあるかなって思うので、難しいかなって。	
治24：ああ、なるほど。じゃイライラするのが嫌なんですね。	CR（視点の変更）
来24：そうですね。	
治25：じゃイライラするのが嫌なのは、子どもに当たるから。	CR（意味の明確化）
来25：そうですね。	
治26：今はどうしてなの？	Q
来26：今は、お腹の子を大事にしたいっていうのもあるんで。	
治27：うんうん。そうですか。じゃ、今まで言ったことちょっとまとめると、イライラしたりとか、友達とかは遊びに行ってるのに自分は行けなかったりとか、家の中にいてやることなくて、タバコ吸っちゃったりっていうのがある。その一方、やっぱり赤ちゃん大事で、これからずっと健康に育ててって、彼氏と3人で幸せな家庭を築くってことがAさんにとってはとっても大事なことだってね？	Q（価値を比較する要約を意図したが、最後の末尾が上がって質問になっている）
来27：ええ。	
治28：そうすると、幸せな家庭持ってお母さんになるっていうのと、イライラどうにかするっていうのと比べると、どっち取りたい？	Q
来28：うーん、皆が幸せな方が‥	
治29：ふーん‥どうしよう？	Q（実行に関するチェンジトークを引き出す質問）
来29：タバコはやめます。	

表9-9　面接例（表9-8）のMITI評価

A. 全体スコア

項目	評価					平均
①協同	1	2	3	④	5	関係的全体スコア **4** 5：優 4以上：良
②共感	1	2	3	④	5	
③チェンジトーク育成（CCT）	1	2	3	4	⑤	技術的全体スコア **5** 5：優 4以上：良
④維持トーク緩和（SST）	1	2	3	4	⑤	

B. 行動カウント

項目	数	合計	比
①質問（Q）	14		R/Q **1.0** 2.0以上：優 1.0以上：良
②単純な聞き返し（SR）	3	聞き返し（R） **14**	CR/R（％CR） **78.6％** 50％以上：優 40％以上：良
③複雑な聞き返し（CR）	11		
④直面化（Confront）	0	MI非準拠反応（MINA） **0**	
⑤説得（Persuade）	0		
⑥是認（AF）	0	MI準拠反応（MIA） **0**	
⑦協力の模索（Seek）	0		
⑧自律性の強調（Emphasize）	0		
⑨許可を得た説得（Persuade with）	0		
⑩情報提供（GI）	0		

禁煙の動機づけ面接法　153

●文　献●

AHRQ（AHCPR）（2008）Treating Tobacco Use and Dependence: 2008 Update. AHCPR Supported Clinical Practice Guidelines.

American Psychiatric Association（2006）Practice Guideline for the Treatment of Patients With Substance Use Disorders, 2nd Edition. Practice Guidelines for the Treatment of Psychiatric Disorders: Compendium 2006.

Bem DJ（1967）Self-perception: An alternative interpretation of cognitive dissonance phenomena. Psychol Rev 74（3）: 183-200.

Eraker SA, Becker MH et al（1985）Smoking behavior, cessation techniques, and the health decision model. Am J Med 78（5）: 817-825.

Festinger L, Carlsmith JM（1959）Cognitive consequences of forced compliance. J Abnorm Psychol 58（2）: 203-210.

原井宏明（2012）方法としての動機づけ面接．岩崎学術出版，東京．

伊藤絵美（2005）認知療法・認知行動療法カウンセリング　初級ワークショップ．星和書店，東京．

加濃正人，磯村毅　他（2010）禁煙指導者研修における動機づけ面接法の「2つのやり方練習」の有用性について．日本禁煙学会雑誌　5（3）: 79-89.

Lindson-Hawley N, Thompson TP et al（2015）Motivational interviewing for smoking cessation. Cochrane Database Syst Rev 3: CD006936.

Marcucella H（1974）Signalled reinforcement in differential-reinforcement-of-low rate schedules. J Exp Anal Behav 22（2）: 381-390.

Miller WR, C'de Baca J et al（2001）Personal Values Card Sort. http://casaa.unm.edu/inst.html　http://harai.main.jp/

Miller WR, Yahne CE et al（2004）A randomized trial of methods to help clinicians learn motivational interviewing. J Consult Clin Psychol 72（6）: 1050-1062.

ミラー WR, ロルニック S（2007）動機づけ面接法 基礎・実践編, 星和書店, 東京.

Miller WR, Rollnick S（2012）Motivational Interviewing 3rd edition. Guilford Press, New York.

Miller WR, Rollnick S（2009）Ten things that motivational interviewing is not. Behav Cogn Psychother 37（2）：129-140.

MINT（Motivational Interviewing Network of Trainers）（2014）Motivational Interviewing Training New Trainers Manual.
http://www.motivationalinterview.org/

Moyers TB, Manuel JK et al（2014）Motivational Interviewing Treatment Integrity Coding Manual 4.1（MITI 4.1）.
http://www.motivationalinterviewing.org/

Moyers TB, Martin T et al（2005）Assessing competence in the use of motivational interviewing. J Subst Abuse Treat 28（1）：19-26.

名高潤慈（2005）スーパーヴィジョンの持つ臨床的意義について. 藤原勝紀編：臨床心理スーパーヴィジョン（現代のエスプリ別冊）261-268.

岡田康伸（2005）スーパーヴィジョン体験をふり返って. 藤原勝紀編：臨床心理スーパーヴィジョン（現代のエスプリ別冊）242-251.

プロチャスカ J, ノークロス J 他（2005）チェンジング・フォー・グッド, 法研, 東京.

佐治守夫, 飯長喜一郎（1983）ロジャーズ クライエント中心療法. 有斐閣, 東京.

SAMHSA/CSAT: Treatment Improvement Protocols（TIP）35（1999）Enhancing Motivation for Change in Substance Abuse Treatment.

Schmitt DR, Marwell G（1968）Stimulus control in the experimental study of cooperation. J Exp Anal Behav 11（5）：571-574.

Soria R, Legido A et al（2006）A randomised controlled trial of motivational interviewing for smoking cessation. Br J Gen Pract 56（531）：768-774.

Steinberg ML, Ziedonis DM et al（2004）Motivational interviewing with personalized feedback: a brief intervention for motivating smokers with schizophrenia to seek treatment for tobacco dependence. J Consult Clin Psychol 72 (4) : 723-728.

杉山尚子, 島宗理 他 (2010) 行動分析学入門 第17版. 産業図書, 東京.

Wagner CC, Ingersoll KS (2013) Motivational Interviewing in Groups. Guilford Press.

● 巻末付録 ●

個人的価値カード並べ替え

コピーしてお使いください。

また、印刷用PDFファイルは、ホームページ「原井宏明の情報公開」（http://harai.main.jp/）に公開されているほか、本書特設ホームページ「今日からできるミニマム禁煙医療」（http://kineniryo.jimdo.com/）からもダウンロードできるようにする予定です。

個人的価値カード並べ替え

Personal Values Card Sort
Miller WR, Baca C, Matthews DB, Wilbourne U of New Mexico 2001   http://casaa.unm.edu/inst.html
原井宏明氏翻訳   http://harai.main.jp/

使用方法
- 83枚のカードを「私にとって、とても大切」「私にとって大切」「私にとって大切ではない」の3群に分ける
- 「私にとって、とても大切」が6枚以上ならば、もっとも重要な5枚を選ぶ
- 重要な他の価値があれば、それを書き加えたカードを足してもよい
- 「私にとって、とても大切」に選んだ価値を、「目的」「目的を達成するための手段」「さらにそのための手段」のように序列化する
- 結果を概観し、理由、個人的意義、目標行動との関連を考える

* * * * * * * * * * * * * * 私にとって、とても大切 * * * * * * * * * * * * * *	* * * * * * * * * * 私にとって大切 * * * * * * * * * *	* * * * * * * * * * * * * * 私にとって大切ではない * * * * * * * * * * * * * *
受け入れられること ありのままの自分を 受け入れてもらうこと 1	**正確さ** 自分の意見や信念が 正確であること 2	**達成** 重要なことを成し遂げること 3
冒険 新しいエキサイティングな 経験をすること 4	**魅力** 外見的に 人をひきつけること 5	**権威** 他人の上に立ち、責任を持つ 6
自律 独立して自己決定すること 7	**美** 身の回りの美しさを 観賞すること 8	**世話** 他人の世話をすること 9
チャレンジ 困難に立ち向かうこと 10	**変化** 多彩な変化に富んだ 人生を送ること 11	**心地よさ** 快適で居心地の良い 人生を送ること 12
コミットメント 息の長い有意義な誓いを 立てること 13	**同情** 他人の悩みを感じ、 いたわること 14	**貢献** 長く残るような貢献を 世の中にすること 15
協力 他人と協力して働くこと 16	**礼儀** 他人に対して思いやり深く 丁寧であること 17	**創造性** 新しい独創的な アイデアをもつこと 18
頼りになること 信用と信頼がおけること 19	**任務** 自分に与えられた役割と 義務を果たすこと 20	**エコロジー** 環境と調和して生きること 21

興奮 スリルと刺激に満ちた 人生を送ること 22	貞節 配偶者・パートナーに対して 誠実に真心をつくすこと 23	名声 他人に認められ 有名になること 24
家族 幸せな愛し合う 家族を持つこと 25	フィットネス 丈夫で均整のとれた 身体を持つこと 26	柔軟性 新しい環境に容易に 適応すること 27
寛大さ 他人を許せること 28	友情 親しくて支えになる 友人を持つこと 29	面白さ 面白楽しく遊ぶこと 30
気前よさ 他人に自分の持つものを 与えること 31	誠実さ 自分に正直にふるまうこと 32	神仏の意思 神・仏の意思を求め、 それに従うこと 33
成長 変化と成長を続けること 34	健康 身体的に好調で 健やかであること 35	役立つこと 他人の助けになること 36
正直さ 嘘をつかず正直であること 37	希望 前向きで楽観的な ものの見方を保つこと 38	謙虚 控えめで もったいぶらないこと 39
ユーモア 自分と世の中について 微笑ましい部分を見つけること 40	独立 他人に頼らず自由であること 41	勤勉 自分の課題について 懸命かつ良く働くこと 42
心のやすらぎ 個人的な平和を味わうこと 43	親密さ 他人と心の奥底を 分かち合うこと 44	正義 すべての人に対する公正で 平等な扱いを促す 45
知識 有意義な知識を学び、 また他人に与える 46	余暇 心身を休めて 気晴らしをする 47	愛される 親しい人に愛されること 48
愛すること 他人に愛を与えること 49	熟練 日常の活動・業務に 熟達・精通すること 50	やわらかな心 何物にもとらわれず柔軟に 今の瞬間を見つめ生きること 51
中庸 過度を控え、 適切さをもとめること 52	一夫一婦制 一人だけの親密で愛し合う 配偶者・パートナーをもつこと 53	決まりごとに従わない 権威や決まりごとを疑い、 立ち向かうこと 54

慈しみ 他人をいたわり慈しむこと 55	**心の広さ** 新しい経験や発想、方法を 受け入れること 56	**整理** 秩序だったきちんとした 生活を送ること 57
情熱 信念や活動、人に対して 強い感情をもつこと 58	**快楽** いい気持ちになること 59	**人気** たくさんの人に好かれること 60
権力 他人を支配すること 61	**目的** 人生の意味と方向をもつこと 62	**合理性** 道理と論理に従うこと 63
現実主義 現実的・実際的に 物事を考え、ふるまうこと 64	**責任** 責任のある判断を行い 実行すること 65	**リスク** リスクを冒して チャンスを得ること 66
ロマンス エキサイティングで 燃え上がるような恋をすること 67	**安全** 安全で安定していること 68	**自分を受け入れること** あるがままの自分を 受け入れること 69
セルフコントロール 自分のふるまいについて 自ら律すること 70	**自尊心** 自分自身について 良いと感じること 71	**自分を知ること** 自分自身について深い、 正直な理解を持つこと 72
奉仕 他人に奉仕すること 73	**性** 質・量ともに満足のいく セックスライフ 74	**単純さ** 無欲でシンプルな生活 75
孤独 他人から離れて一人だけの 時間と場所を持つこと 76	**スピリチュアリティ** 霊的な成長や成熟、悟り、世俗の 自分を超える何かに触れること 77	**安定性** だいたい落ち着いた安定して 生活を送ること 78
寛大 自分と異なった人を受け入れ 尊重すること 79	**伝統** 過去の慣わしを 尊重し従うこと 80	**徳** 道徳に従い有徳な 生活をすること 81
富 金持ちになること 82	**世界平和** 世界の平和のために 働くこと 83	他の価値 (　　　　　　)
他の価値 (　　　　　　)	他の価値 (　　　　　　)	他の価値 (　　　　　　)

索 引

数字・アルファベット

12の落とし穴　12, 13
2人の専門家　11
5 A　7, 8, 124
5つのR　7, 8, 124
AHRQ → 米国医療研究品質局
AKY → あえて空気を読まない
EARS　**64**, 68, 98, 114
MINF → 動機づけ面接ファシリテーターネットワーク
MINT → 動機づけ面接トレーナーネットワーク
MISC → 動機づけ面接スキルコード
MITI → 動機づけ面接治療整合性尺度
OARS　10, **30**, 59, 64, 68, 108, 114
PACE　10, 11
TNT → 新規トレーナー研修
TTM → 多理論統合モデル

あ行

あえて空気を読まない　**43**, 123
アルコール　1, 5
言い換え　39, 41, 145
言いかぶらせ　83
言い訳発言　95, **96**
勢い　**122**, 139, 142, 143
維持期　4
維持トーク　25, 28, 37, 38, 46, 47, 50, 52, 54, 63, 64, 65, 67, 68, 71, 81, 82, **84**, 85, **91**, 109, 138, 139, 140, **143**, 145, 153
意訳　39, 41, 44, 46, 47, 145
上の空　83, 86

か行

解釈　12, 34, 40, 42, 45, 53
関わる過程　108, **109**
価値観　16, 22, 39, **43**, **47**, 48, 49, 54, 55, 57, 66, 87, 96, 110, **116**, **117**, 120, 121, 122, 141, 143, 145, 150, 151, 152
価値下げ　83
喚起　10, 11, **22**
願望発言　95, 96, **97**, 99
基本技法　4, 10, **30**, 36, 65, 91, 96
義務の教示　12, 14, 146
逆転移　85, 86, 133
強化　1, 18, **25**, 27, 32, 46, 63, 78, 86, 87, 90, 91, 108, 109, 110, 111, 112, 114, 132,

	142
強化子	25, **27**, 65, 90, 116
共感	2, 11, 13, **16**, 17, 40, 41, **86**, 89, 91, 109, 129, 138, 139, 140, **141**, 153
教示	5, 6, 7, 12, 14, 22, 75, 76, 110, 146, 147
協同	1, **10**, 11, 138, 139, 140, **141**, 145, 153
脅迫	12, 13, 14, 146
議論	11, 12, 22, 82, 83, 139, 143
繰り返し	39, 41, 145
計画する過程	108, 109, **114**
警告	5, 7, 12, 13, 14, 146, 148, 149
決断分析法	3
懸念発言	95, **96**, 105
嫌子	27
現状維持の願望	84
現状維持の必要性	84
現状維持の表明	84, 85
現状維持の理由	57, 84, 94
好子	25, 27, 90
公認心理師	136
個人的価値カード並べ替え	**120**
コンサルテーション	131
コンパッション	10, 11, **18**

さ行

探り	12, 93
自己知覚理論	24
自己動機づけ	**23**, 24, 25, 27, 28
指示	12, 13, 14, 86, 146
自信度	13, 15, 62, 63, 69, 71, 72, 73, 74, **77**, 78, 79, 84, 112, **113**
実行期	4
視点の変更	47, **94**, **99**, 106, 143, 152
死人テスト	111
尺度化の質問	**69**, 76, 78, 113, 151
謝罪	89
遮断	83, 85
弱化	27, 28, 90
重要度	3, 13, 15, 62, 63, 69, 70, 71, **72**, **73**, 77, 78, 79, 84, **112**, 113, 151
熟考期	4
受容	2, 4, 10, 11, **13**, 24, 25, 36, 104, 138, 141
準備期	4
消去	25, 27, 109, 132
称賛	12, **37**, 147
冗談	12
焦点化する過程	108, 109, **110**
焦点ずらし	88
承認	12
情報提供	9, 114, 116, 140, 144, **148**, 153
自律性の強調	**88**, 140, 144, **148**,

	149, 153
自律性の支援	11, 13, **17**
新規トレーナー研修	136
尋問	12
心理的抵抗	24, 29, 65, 88
垂直探索	121
水平探索	121
スーパーバイザー	130, 131, 133, 134, 135
スーパーバイジー	131, 132, 133, 134
スーパービジョン	124, **131**, 137
好き嫌い発言	95, 100, **101**, 105
スキナー	25, 26
ステージモデル	4
スピリット	**10**, 11, 24, 25, 36, 129, 141
生物学的欲求	22
説教	12, 14, 146
絶対的価値	11, 13, **15**
説得	2, 3, 5, 12, 14, 20, 24, 29, 88, 140, 144, **147**, 148, 149, 153
是認	11, 13, **18**, 30, 31, **36**, 64, **65**, 109, 123, 140, 143, 144, **147**, 149, 153
前熟考期	4
全体スコア	137, **138**, 139, 140, 145, 149, 153
増幅した聞き返し	52, **91**
ソクラテスの質問法	35, **68**, 69
損益比較法	3

た行

退席	**90**
正したい反射	**23**, 24, 25, 28, 30, 37, 42, 47, 50, 52, 54, 56, 65, 76, 88, 91, 92, 93, 102, 104, 141
脱線	**59**, 83
多理論統合モデル	4
単純な聞き返し	**39**, 40, 41, 42, 44, 140, 143, 144, **145**, 146, 153
チェンジトーク	25, 28, 32, 35, 37, 38, 52, 54, 56, **62**, **68**, 81, 84, 85, 86, 87, 88, 92, 96, 97, 98, 99, 101, 102, 104, 106, 108, 109, 110, 112, 113, 129, 138, 139, 140, **142**, 143, 151, 152, 153
注意散漫	12
忠告	7, 12, 147
中断	9, 35, 71, 82, 83, 85, 130
嘲笑	12, 146
挑戦	83
沈黙	87, 90, 91
追従	56, **86**, 91, 109, 121
提案	12, 13, 14, 82, 83, 86, 111, 116, 147, 148
抵抗	24, 29, 47, 52, 59, 65, 75, 78,

	81, 108, 109, 129
敵意	81, 83, 87, 90, 109
転移	85, 86
同意	12, 13, 22, 92, 102, **106**
動機づけ面接スキルコード	138
動機づけ面接治療整合性尺度	41, **137**
動機づけ面接トレーナーネットワーク	126, 127, 134, 136
動機づけ面接ファシリテーターネットワーク	127, 128, 134
統合失調症	6, 7
同情	12, 19, 20, 142
トーマス・ゴードンのモデル	40
閉じた質問	**32**, 34, 35, 69, 103, 145
徳化	12

な行

慰め	12
二者択一発言	95, 100, **102**, 103, 105
日本カウンセリング学会	136
日本産業カウンセラー協会	136
二面性を持った聞き返し	**106**, 143
認知行動療法	3, 9, 10, 68, 69, 131, 137
認知的不協和理論	24

は行

罰	27
花束	53
原井宏明	125, 126, 135
判定	12, 15, 138
引き出す過程	108, 109, 110, **112**, 114
否定	13, 37, 44, 50, 51, 52, 76, 82, 83, 91, 92, 93, 94, 111, 141
非難	12, 13, 14, 35, 36, 83, 146
批判	11, 12, 15, 146
開かれた質問	25, 30, 31, **32**, 38, 45, 48, 49, 63, 64, 68, 69, 70, 110, 123, 145
不可能発言	95, 96, **97**, 99, 100, **101**, 105
不協和	**81**, **85**, **86**, 106, 109, 116
複雑な聞き返し	39, 40, **41**, 43, 44, 46, 47, 53, 57, 94, 123, 140, 141, 144, **145**, 153
福祉	4, 11, 18, **19**, **20**, **21**, 113, 114
侮辱	12, 146
不同意	12, 13, 14, 83, 146
分化強化	**25**, 28, 30, 32, 37, 38, 46, 54, 56, **63**, 64, 87, 88, 110
分析	12, 132
米国医療研究品質局	7
米国精神医学会物質使用障害治療ガイドライン	7

米国薬物乱用精神衛生管理庁　5
変化の願望　62, 63, 73, 74, **76**, 77, 98
変化の自信　62, 63, 71, 74, 76, 77, 84, 85, 98, 99
変化の必要性　62, 63, 73, 74, **75**, 84, 85, 141
変化の表明　62, 63, 74, 78, 85, 104
変化の理由　62, 63, 73, 74, **75**, 76, 84, 142
防衛機制　5
保証　12, 14, 17, 90, 91, 147, 148

ま行

ミラー　1, 3, 81, 120, 125, 126, 127, 131, 136
無応答　83
無視　27, 82, 83, 86, 87, **90**, 102, 123, 142
無反応　81, 83

命令　12, 13, 14, 86, 146
目標指向的要素　2, 10, 20, 138

や・ら・わ行

要約　30, 31, **53**, 64, **67**, 79, 106, 111, 122, 123, 134, 145, 146, 152
来談者中心療法　2, 10, 13, 16, 19, 20, 138
両価性　9, 27, **28**, 37, 55, 57, 63, 67, 82, 84, 86, 103, 108, 117
両立可能発言　95, 100, **103**, 105
臨床心理士　136
レッテル貼り　12, 89, 146
ロルニック　81, 126, 127, 136
論理学的裏　66, 95, 96, **98**, 105
論理的説得　5, 12, 24, 29, 147
ワークショップ　126, 128, 129, 132, 134
話題変更　12

禁煙の動機づけ面接法　**165**

●編集委員●

監 修

中山 脩郎（神奈川県内科医学名誉会長　中山医院 院長）
宮川 政昭（神奈川県内科医学会会長　愛政会宮川内科小児科医院 院長）
小野 容明（神奈川県内科医学会副会長　横浜呼吸器クリニック 院長）
金森 晃（神奈川県内科医学会副会長　かなもり内科 院長）
松田 隆秀（神奈川県内科医学会副会長　聖マリアンナ医科大学病院総合診療内科 教授）
長谷 章（神奈川県内科医学会神奈川禁煙・分煙推進委員会 委員長
　　　　神奈川県内科医学会禁煙指導マニュアル作成委員会 委員長　長谷内科医院 院長）
相澤 政明（相模台病院薬剤部 部長）　　　　原田 久（碧水会長谷川病院）
北田 守（大倉山内科クリニック 院長）　　　藤原 芳人（ふじわら小児科 理事長）
高見沢 重隆（たかみざわ医院 院長）　　　　古木 隆元（武田クリニック 院長）
出川 寿一（宮前平健栄クリニック 院長）　　宮下 明（医療福祉生協深沢中央診療所長）
野村 良彦（野村内科クリニック 院長）　　　山田 峰彦（やまだ内科クリニック 院長）

執 筆

加濃 正人（新中川病院 内科・神経科）

イラスト

森川 起代巳

●協　力●

羽鳥 裕（日本医師会常任理事　はとりクリニック 院長）
石渡 良太（神奈川県内科医学会事務局）
大坪 陽子、松尾 邦功（Coding Labo Japan）
三瓶 舞紀子（あいまい語リスト提供）
Miller WR、原井宏明（「個人的価値カード並べ替え」使用許諾）

**今日からできるミニマム禁煙医療　第2巻
禁煙の動機づけ面接法**

2015年10月1日　初版

神奈川県内科医学会　監修
加濃 正人　著
中和印刷株式会社　発行
〒104-0042　東京都中央区入船2-2-14
電話 03-3552-0426　FAX 03-3551-4604